DE LA

PARALYSIE

DU

NERF MOTEUR OCULAIRE

COMMUN

PAR

Le Dr Henri CASSOULET

PARIS
LEFRANÇOIS, LIBRAIRE-EDITEUR
RUE CASIMIR-DELAVIGNE, 9 ET 10, PLACE DE L'ODÉON

1869

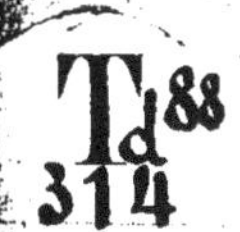

DE LA

PARALYSIE

DU

NERF MOTEUR OCULAIRE COMMUN

A. PARENT, imprimeur de la Faculté de Médecine, rue Mr-le-Prince, 31.

DE LA

PARALYSIE

DU

NERF MOTEUR OCULAIRE

COMMUN

PAR

LE Dr HENRI CASSOULET

Né à Peyrehorade (Landes).

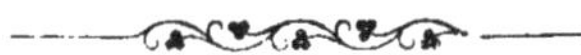

PARIS

LEFRANÇOIS, LIBRAIRE-EDITEUR

RUE CASIMIR-DELAVIGNE, 9 ET 10, PLACE DE L'ODÉON

1869

INTRODUCTION

En prenant pour sujet de notre thèse la paralysie du nerf moteur oculaire commun, nous avons eu pour but d'attirer particulièrement l'attention sur quelques points encore peu connus ou mal interprétés de cette affection, dont on ne trouve qu'une description incomplète ou sommaire dans la plupart des traités classiques.

Les importantes recherches entreprises par les physiologistes modernes sur les phénomènes de la vision ont éclairé d'un nouveau jour la plupart des points restés encore obscurs de la pathologie oculaire, et ont dévoilé en même temps des horizons à peine explorés. Nous n'avons nullement l'intention de remplir les nombreuses lacunes qu'il reste à combler; une pareille tâche serait au-dessus de nos forces, il serait téméraire à nous d'oser l'entreprendre, et plus présomptueux encore d'espérer l'accomplir.

Nous bornerons donc nos efforts à rassembler dans ce travail la plupart des observations que nous avons pu recueillir soit dans les hôpitaux, soit dans les traités spéciaux, soit enfin dans les diverses revues périodiques; et par une analyse exacte et minutieuse des phénomènes qui y sont relatés, nous essaierons de présenter la description générale de cette maladie, en nous appuyant sur les récents travaux des ophthalmologistes français et étrangers.

La paralysie du nerf moteur oculaire commun, liée

aux conditions étiologiques les plus variées, s'accompagne de phénomènes morbides complexes et souvent difficiles à interpréter. C'est pour en faciliter l'étude et pour essayer d'élucider certains points encore controversés que nous avons cru utile de faire précéder notre description de quelques considérations générales sur l'anatomie et la physiologie des nerfs de la troisième paire.

L'étude des phénomènes morbides qui accompagnent la paralysie de ces nerfs, servira de complément et pour ainsi dire de sanction aux résultats obtenus par l'expérimentation physiologique. Nous espérons qu'ainsi soutenues et éclairées l'une par l'autre, les deux parties de ce travail nous permettront de présenter une description plus exacte et plus fidèle, et en montrant les difficultés d'une pareille étude, nous en ferons peut-être pardonner les imperfections.

DES

NERFS OCULO-MOTEURS COMMUNS

OU DE LA TROISIÈME PAIRE

Les nerfs moteurs oculaires communs constituent la troisième paire des nerfs crâniens ; ils prennent naissance à la partie interne des pédoncules cérébraux, sur le côté de l'espace interpédonculaire, un peu en arrière des tubercules mamillaires, par dix ou douze filaments qui se rapprochent bientôt pour former un cordon aplati, puis arrondi, qui se porte en dehors, en haut et en avant : telle est l'origine apparente de ces nerfs. M. le professeur Vulpian, dans sa thèse inaugurale (1), a poursuivi leur trajet dans l'intérieur même de la pulpe cérébrale, et il résulte de ses savantes recherches que le nerf oculo-moteur commun présente trois ordres de racines, les unes superficielles, les autres moyennes, allant dans la couche optique, et enfin des racines profondes qu'il a suivies à travers le locus niger de Sœmmering jusque sur les parois de l'aqueduc de Sylvius, où se fait l'entrecroisement des faisceaux.

D'après les recherches récentes de Stilling, l'origine réelle du nerf de la troisième paire est un noyau de cellules situées auprès de la ligne médiane de la protubérance annulaire, immédiatement en arrière de son

(1) Vulpian. Thèse de Paris. 1853.

bord antérieur et à peu de distance au-dessus de l'aqueduc de Sylvius.

Les noyaux d'origine des deux côtés sont anastomosés par des fibres entrecroisées sur la ligne médiane: cette connexion semblerait expliquer la simultanéité des actions oculaires.

A son issue du pédoncule cérébral, le nerf moteur oculaire commun passe entre l'artère cérébrale postérieure, située en avant, et l'artère cérébelleuse supérieure, qui lui répond en arrière : nous verrons plus tard l'importance que ces rapports peuvent acquérir dans certains cas pathologiques.

Après avoir constitué un faisceau par la réunion des fibres radiculaires émergentes, ce nerf chemine dans l'espace sous-arachnoïdien antérieur, et traverse la dure-mère au niveau de l'apophyse clinoïde postérieure pour aller pénétrer dans la paroi externe du sinus caverneux, où il se trouve en rapport en dedans avec la carotide interne, qui est plongée dans le sang veineux du sinus, en dehors, avec la branche ophthalmique de Willis et le nerf pathétique, tandis que le nerf moteur oculaire externe se trouve au-dessous de lui.

A la partie antérieure du sinus caverneux, le nerf moteur oculaire commun se porte un peu en bas et en avant pour pénétrer dans l'orbite par la partie la plus large de la fente sphénoïdale. A ce niveau il est reçu dans une zone fibreuse formée par le muscle droit externe et se place en dehors du nerf optique; elle se divise bientôt en deux branches entre lesquelles passe le nerf nasal.

1° La *branche supérieure*, plus petite, se porte en haut et un peu en dedans pour gagner la face profonde du muscle droit supérieur; quelques rameaux de cette branche se rendent au muscle élévateur de la paupière supérieure.

2° La *branche inférieure* de bifurcation continue d'abord le trajet primitif du nerf en se dirigeant dans le tissu cellulo-adipeux de la cavité orbitaire, et se divise en trois rameaux, l'un interne, destiné au muscle droit interne, l'autre moyen, pour le muscle droit inférieur, et le troisième externe, le plus long, se rend au petit oblique en émettant un filet nerveux assez volumineux, mais très-court, qui va se jeter dans le ganglion ophthalmique, dont il constitue la racine courte ou motrice.

Dans son trajet, dans l'épaisseur de la paroi externe du sinus caverneux, le nerf oculaire moteur commun reçoit les anastomoses du nerf ophthalmique de Willis, du nerf pathétique, ainsi que plusieurs filets très-grêles venus du rameau carotidien du grand sympathique.

Pour terminer l'étude anatomique du nerf de la troisième paire, nous ne croyons pas superflu d'ajouter quelques mots au sujet du ganglion ophthalmique, qui peut en être considéré comme une dépendance indirecte.

GANGLION OPHTHALMIQUE.

Situé sur le côté externe du nerf optique, au point de réunion de son tiers postérieur avec les deux tiers antérieurs, le ganglion ophthalmique est généralement décrit, comme étant un ganglion du grand sympathique qui reçoit sa racine motrice du nerf oculaire commun par une anastomose appelée chez l'homme la racine grosse et courte qui se détache du nerf, comme nous venons de le voir, au moment où il va former le filet qui se distribue au muscle petit oblique. Ce ganglion communique en outre avec le nerf nasal de la cinquième paire par un rameau que l'on regarde comme sa racine sensitive (racine longue et grêle). Un troisième rameau lui vient du grand sympathique par les filets du plexus caverneux et représente sa racine végétative.

De la partie antérieure de ce ganglion partent les *nerfs ciliaires indirects,* qui se rendent avec les artères ciliaires dans le globe de l'œil pour se répandre dans l'iris et dans la cornée. Outre ces filets, il en existe d'autres plus longs qui viennent directement de la branche nasale et se distribuent à l'iris et à la conjonctive.

Tiedemann, Chaussier, Ribes et M. Longet, ont vu des filets extrêmement ténus qui, se détachant de ce ganglion, s'appliquaient à l'artère centrale de la rétine et plongeaient avec elle dans le nerf optique.

M. Longet a eu occasion de voir chez l'homme une racine motrice très-manifeste allant du nerf moteur externe au ganglion ophthalmique.

Il cite aussi une observation de paralysie complète du nerf oculo-musculaire commun dans laquelle il y avait persistance des mouvements de l'iris. Le malade ayant succombé à une autre affection, on trouva à l'autopsie un rameau qui se rendait du moteur oculaire externe au ganglion ophthalmique. Ailleurs M. Longet dit qu'il possède une pièce sur laquelle on constate l'absence de ce ganglion chez l'homme; les filets de l'oculo-moteur commun et d'autres venant du nasal se rendaient directement à l'iris (*An. du syst. nerveux,* t. II, p. 388). Lauth rapporte que son père avait rencontré une fois cette même anomalie (*Manuel de l'anat.,* Strasbourg, 1839). Muck et Tiedemann avaient prétendu qu'il n'y a point de ganglion ophthalmique chez le cheval, et que le nerf moteur oculaire commun ne fournit pas non plus les nerfs ciliaires; mais Retzius a trouvé ce ganglion, qui est d'une petitesse extraordinaire; il a vu les deux racines qui le produisent par leur réunion.

Nous compléterons notre description par l'étude des branches du ganglion ophthalmique et des nerfs ciliaires directs et indirects.

NERFS CILIAIRES.

Les nerfs ciliaires proviennent de deux sources : 1° les uns, *nerfs ciliaires directs ou longs*, sont fournis par le rameau nasal de la branche ophthalmique de Willis, et perforent le plus souvent, au nombre de deux, la sclérotique derrière l'insertion du grand oblique. Après un assez long trajet, ils atteignent le muscle ciliaire dans lequel ils se divisent et s'anastomosent avec les nerfs ciliaires courts que nous allons décrire. C'est de ce réseau que proviennent les nerfs de l'iris.

2° Les *nerfs ciliaires courts ou indirects* se détachent, au nombre de douze à quinze, du ganglion ophthalmique, perforent la sclérotique près du nerf optique et se dirigent, d'arrière en avant, contenus dans les couches extérieures de la choroïde ou même dans les sillons dont est creusée cette membrane.

Avant d'avoir atteint le muscle tenseur de la choroïde, ces nerfs se divisent et forment, dans l'épaisseur de ce muscle, un plexus serré d'où partent, d'une part, une foule de filets pour le muscle ciliaire et la cornée, d'autre part, les nerfs de l'iris proprement dits.

H. Müller et W. Krause ont décrit, dans le parcours des distributions ciliaires, des cellules nerveuses ganglionnaires et même de petites agglomérations de ces cellules qui permettent de soupçonner en ce point la naissance de fibres nerveuses nouvelles.

Les nerfs de l'iris cheminent à côté des vaisseaux sanguins et arrivent, en s'anastomosant de plus en plus, jusqu'au bord pupillaire, où ils se terminent, d'après Huschke, par des anses d'inflexion. Selon Kölliker, après des bifurcations, des formations d'anses successives et des anastomoses réticulées, ils se termineraient par des extrémités libres.

Les éléments de ces nerfs sont, dans l'iris, des tubes de $0^{mm}002$ à $0^{mm}005$.

En résumé, le nerf moteur oculaire commun, d'après les considérations qui précèdent, présente deux sortes de rameaux : les uns se rendant directement dans tous les muscles qui font mouvoir le globe de l'œil, sauf les muscles grand oblique et droit externe; les seconds, ou branches indirectes, vont se distribuer aux muscles intra-oculaires et doivent, par conséquent, jouer un certain rôle dans la contraction de l'iris et du muscle ciliaire.

Grâce aux données de l'anatomie descriptive, nous allons maintenant rechercher le mode d'action de ce nerf et essayer d'éclairer les points encore obscurs de sa physiologie, en étudiant le rôle important qu'il joue dans les différents mouvements oculaires.

Ces considérations nous paraissent nécessaires pour bien comprendre les phénomènes pathologiques qui succèdent à sa paralysie et qui feront l'objet de la deuxième partie de notre travail.

PHYSIOLOGIE DU NERF MOTEUR OCULAIRE COMMUN ET DE SES BRANCHES.

Le nerf moteur oculaire commun est un nerf de mouvement. D'après les expériences de Magendie et de Valentin, il semblerait doué de sensibilité ; lorsqu'on excite ce nerf sur les animaux, dans la cavité orbitaire, ils accusent de la douleur. Le nerf est donc légèrement sensible. Selon M. le professeur Longet, cette sensibilité serait empruntée à la cinquième paire par l'anastomose que lui envoie la branche ophthalmique de Willis, au niveau du sinus caverneux. Pour Jacubowitsch et Owsjannikoff, elle serait due à une petite proportion de fibres sensitives destinées à la sensibilité musculaire. Lorsqu'on excite, pendant la vie, le nerf moteur oculaire commun ou qu'on le galvanise directement après la mort, la pupille se retrécit sensiblement et le globe oculaire est légèrement tourné en dedans. Ces résultats sont plus manifestes encore lorsqu'on expérimente sur des oiseaux chez lesquels les nerfs conservent leur excitabilité longtemps après la mort.

J. Budge et d'autres expérimentateurs (M. Nuhn, en particulier) ont constaté les mêmes phénomènes sur des décapités; ils ont pu même exciter isolément chacune des branches du nerf et constater la contraction isolée des différents muscles auxquels elles se distribuent.

Après la section de ce nerf, tous les muscles de l'œil sont paralysés, excepté le grand oblique et le droit externe ; l'action prépondérante de ce dernier n'étant plus contrebalancée par son antagoniste, il se produit ainsi un strabisme externe. En même temps, le relâchement des autres muscles et du petit oblique amènera une légère saillie du globe oculaire en avant en même temps que son immobilité. La paralysie du muscle releveur de la paupière supérieure entraînera le prolapsus de celle-ci et une occlusion plus ou moins complète de l'œil.

On a quelquefois signalé exceptionnellement des rameaux nerveux du nerf moteur oculaire commun qui se rendaient dans le droit externe et dans le grand oblique. Dans l'appréciation symptomatique de la lésion nerveuse, nous aurons l'occasion de revenir sur ces faits peu communs, et nous comprendrons facilement alors pourquoi le prolapsus de la paupière supérieure et la dilatation de la pupille devront passer avant le strabisme.

Les phénomènes de la paralysie, simples en ce qui est relatif aux muscles moteurs de l'œil, sont moins faciles à comprendre en ce qui concerne l'iris et le muscle ciliaire; c'est donc sur ces derniers phénomènes, encore peu connus ou mal interprétés, que nous allons fixer notre attention, heureux si nous pouvons parvenir à élucider les points obscurs de la pathologie à l'aide des données fournies par la physiologie expérimentale.

INFLUENCE DU NERF MOTEUR OCULAIRE COMMUN SUR LES MOUVEMENTS DE L'IRIS.

Nous n'avons pas l'intention de faire ici l'étude physiologique de l'iris, et de son rôle dans les différents phénomènes de la vision; nous nous bornerons seulement à mentionner les points les plus essentiels qui se rapportent au sujet que nous avons à traiter.

Le mouvement de dilatation et de resserrement de

la pupille prouve qu'il y a des alternatives de raccourcissement et d'allongement dans le tissu même de l'iris.

Mais, quel est l'élément anatomique qui lui donne cette propriété? Est-ce un tissu contractile spécial? Quelle est en un mot la nature des fibres de l'iris, et quels sont les agents qui président à leur contraction? Telles sont les questions que nous avons à résoudre, et qu'il nous importe de bien connaître pour comprendre l'influence du nerf oculaire moteur commun sur les changements d'état de la pupille.

Dès longtemps, et en raison de la vivacité des mouvements pupillaires, les anatomistes Ruysch, Boerhaave, Winslow, avaient admis dans l'iris l'existence de fibres musculaires, et plus tard Maunoir (de Genève (1), soutint la même opinion.

Ces auteurs avaient admis pour ainsi dire d'emblée, l'existence de deux ordres de fibres, les unes radiées pour la dilatation, les autres circulaires pour le resserrement de la pupille. Cette interprétation que l'on trouve reproduite dans les traités classiques du dernier siècle, ne fut pas cependant adoptée par tous jusque dans ces dernières années, et d'ingénieuses hypothèses ont tour à tour rallié de nombreux partisans, et n'ont pas peu contribué à discréditer, pour ainsi dire, l'ancienne théorie que sanctionnent cependant l'histologie, la physiologie et l'anatomie comparée.

Les travaux de Kolliker, Robin, Müller, etc., ont montré qu'il existe dans l'iris un stroma de tissu connectif pareil à celui que Virchow a décrit dans le cer-

(1) Maunoir. Mémoire sur l'organisation de l'iris. Genève, 1812-1825.

veau sous le nom de *névroglie*, et constitué par des cellules anastomosées, nombreuses, semblables à celles de la choroïde, souvent pleines de pigment; puis, une substance intercellulaire nettement fibrillaire, en faisceaux ondulés et délicats (tissu lamineux de M. Robin). Selon Kolliker, il existerait en outre des fibres élastiques, surtout à la grande circonférence de l'iris où elles paraissent être la terminaison du ligament pectiné. C'est au milieu de ces éléments que se trouvent disséminées assez régulièrement les fibres musculaires lisses.

Ces fibres forment un anneau circulaire, large de 1 millimètre environ, autour de la pupille, et constituent le sphincter de la pupille ; il a une épaisseur de $0^{mm},15$, et est plus rapproché de la face postérieure que de la face antérieure de l'iris, un peu en dehors de ce sphincter musculaire; on en trouve quelquefois un second plus près de la face antérieure, mais beaucoup moins fort, décrit par Kolliker.

On a même prétendu plus récemment que les fibres musculaires lisses existaient dans toute l'étendue de l'iris, et que quelques-unes se continueraient même insensiblement avec le muscle ciliaire, comme Valentin (1) et Weber disent l'avoir constaté dans l'iris de quelques oiseaux. Nous n'acceptons qu'avec réserve l'assertion de ces habiles micrographes, qui ne paraît pas avoir encore été confirmée pour l'iris humain.

L'existence d'un dilatateur de la pupille formé par des fibres rayonnées, est encore indécise, et les auteurs en donnent une description différente.

Pour Henle, elles formeraient un plan de fibres interposées entre la face postérieure de la membrane propre

(1) Valentin. Répertorium, 1837, p. 247.

et l'uvée (membrane limitante postérieure); selon Husckhe, elles formeraient des plexus en se disposant en faisceaux rayonnés.

D'après Kolliker, le muscle dilatateur de la pupille se compose d'un grand nombre de faisceaux étroits qui, loin de former une membrane continue, cheminent isolément et plus près de la face postérieure de l'iris, pour gagner le bord du sphincter et s'y insérer. Brücke dit avoir pu suivre ces fibres jusqu'au ligament pectiné, et au bas de la membrane de Demours.

Selon Wittisch, le muscle dilatateur de la pupille constant chez les mammifères, ferait défaut chez les oiseaux (1).

L'existence de fibres musculaires radiées dans l'iris, déjà indiquée autrefois par Drelincourt, Ruysch (2) et Winslow (3), semble donc confirmée par les recherches des anatomistes modernes, parmi lesquels nous devons citer Valentin, Hueck, Krohn (4), Kolliker et M. Sappey.

Appuyé de l'autorité de pareils noms, nous croyons donc devoir admettre l'existence de deux ordres de fibres dans l'iris, les unes circulaires et les autres radiées, en ajoutant toutefois cette restriction, que le rôle de ces dernières paraît infiniment moins important et actif que celui des fibres circulaires.

La nature des fibres musculaires nous étant connue, nous allons rechercher maintenant quel est leur mode de fonctionnement, et quels sont les agents qui prési-

(1) Leydig. Histologie comparée, p. 271.
(2) Ruysch. Thesaur. anat., t. II, p. 15.
(3) Winslow, cité par Huller. Élément. phys., v. p. 371.
(4) Krohn. Müller's archiv., 1837, p. 380.

dent à leur contraction; nous étudierons aussi l'influence exercée par le moteur oculaire commun sur ce diaphragme membraneux.

La constitution de l'iris ne lui permet d'exécuter que deux sortes de mouvements qui se traduisent par la dilatation et le resserrement de la pupille; nous ne parlerons que pour mémoire de la prétendue propulsion de l'iris qui se produit en regardant des objets fortement éclairés, et qui résulterait, selon Ribes, de l'accumulation de l'humeur aqueuse dans la chambre postérieure de l'œil par suite du resserrement de la pupille. — Ce déplacement est dû, pour Helmholtz, à la pression du cristallin sur la face postérieure de l'iris pendant l'acte de l'accommodation.

A l'état normal, les deux ordres de fibres iriennes se faisant mutuellement équilibre, la résultante de ces deux actions antagonistes est représentée par le champ de l'orifice pupillaire.

Mais que l'une des forces devienne prépondérante, et il en résultera aussitôt des modifications dans l'orifice pupillaire : la contraction des fibres circulaires produira le rétrécissement de la pupille, et celle des fibres radiées déterminera la dilatation.

Quelle est l'influence du nerf moteur oculaire commun sur les mouvements de l'iris?

Les expériences physiologiques vont nous donner à cette question leur réponse péremptoire, que confirmeront ultérieurement les résultats pathologiques.

La section du nerf oculo-moteur commun chez un animal vivant produit immédiatement la dilatation de la pupille et son immobilité; si l'on excite le nerf par le tiraillement, ou que l'on galvanise l'extrémité périphérique de l'oculaire commun préalablement coupé, on observe le rétrécissement de la pupille.

De ces deux faits, il résulte bien évidemment que les mouvements de l'iris sont subordonnés au nerf de la troisième paire.

Les expériences de Fowler, Reinhold et Nysten avaient déjà montré la contraction de l'iris sous l'influence de la galvanisation de la troisième paire. Celles d'Herbert Mayo (1), rapportées dans le *Journal de physiologie expérimentale de Magendie*, t. III, p. 348 et 349, ont établi que le nerf moteur oculaire commun provoque les mouvements de l'iris par la courte racine du ganglion ophthalmique, et que la longue racine de celui-ci, provenant du nerf nasociliaire ne prend aucune part à cette contraction.

Les recherches d'Herbert Mayo ont été confirmées et complétées à la fois par les travaux récents de Büdge et Nühn, et par les expériences de nos habiles et savants physiologistes MM. Longet et Vulpian. D'un autre côté, depuis les expériences de Pourfour du Petit (2), faites en 1712, on sait que la section du grand sympathique au cou est suivie du rétrécissement de la pupille; Biffi (3), un siècle plus tard, en 1845, confirma ce fait, laissé dans l'oubli, et reconnut en outre que la galvanisation du bout supérieur du grand sympathique préalablement divisé au cou, produisait un notable élargissement de la pupille. Plus récemment enfin (1851), Budge et Wal-

(1) Mayo. Anatomical and physiological commentaires. London, 1823.

(2) Pourfour du Petit. Mémoire de l'Académie des sciences de Paris. 1727.

(3) Biffi. Annali universali di médicina. 1845.

ler (1) constatèrent que ces propriétés du grand sympathique prennent naissance dans une régioncirconscrite de la moelle, étendue à peu près de la première vertèbre cervicale à la sixième dorsale. Ils donnèrent à cette région le nom de centre cilio-spinal.

Chauveau (2) a admis, d'après des expériences, que cette partie de la moelle n'est pas partout excitable, et que les cordons médullaires postérieurs seuls seraient impressionnables aux excitations électriques pour produire les phénomènes oculo-pupillaires.

Enfin, dans ces dernières années, Salkowski (3), s'occupant de l'origine des fibres dilatatrices du grand sympathique, est porté à penser que les nerfs dilatateurs de l'iris naissent chez le lapin avec les nerfs vaso-moteurs de l'oreille, au-dessous de l'atlas, probablement de la moelle allongée.

Il résulte de tous ces faits qu'il existe deux ordres de fibres dans l'iris, animées par deux nerfs moteurs différents, un pour le sphincter, c'est le moteur oculaire commun; un pour le dilatateur ou les fibres radiées, le grand sympathique, et toutes les fois que l'un d'eux sera paralysé, l'action de l'autre n'étant plus contrebalancée, produira la contraction des fibres musculaires auxquelles il se distribue. On s'explique ainsi comment, dans la paralysie du nerf de la troisième paire, le sphincter irien étant paralysé, le dilatateur agissant seul produira la mydriase.

(1) Budge et Waller. Compte rendu de l'Académie des sciences. 1851.

(2) Chauveau. Journal de physiologie de Brown Requard, 1861, p. 378.

(3) Salkowski. Leinchrift fürral. médic., 1867, p. 167. Weber das Budge ciliospinal centum.

INFLUENCE DU MOTEUR OCULAIRE COMMUN SUR L'ACCOMMODATION.

Nous n'avons pas l'intention de faire ici une étude complète de l'accommodation ni des nombreuses théories émises sur ce sujet, qui constitue la partie la plus difficile et la plus délicate à la fois de l'optique physiologique. Les hypothèses les plus différentes ont été émises relativement à la nature des modifications qui se produisent dans l'œil au moment de l'accommodation jusqu'à ce qu'enfin Max Langenbeck, Cramer et Helmhotz (1) aient démontré que l'accommodation a son siége dans le cristallin et résulte de modifications éprouvées dans la forme de cet organe. Ce dernier et illustre physiologiste a démontré, par une série d'observations, de mesures et de déterminations très-précises, que dans l'accommodation, pour voir nettement les objets plus rapprochés, la surface antérieure ainsi que la surface postérieure du cristallin se courbent plus fortement, de sorte que le diamètre antéro-postérieur du cristallin augmente, tandis que le diamètre de la circonférence équatoriale diminue. Le mécanisme au moyen duquel ces modifications de forme du cristallin peuvent être produites, est encore peu connu, et il règne encore quelque indécision relativement à la nature des agents de l'accommodation.

Cependant, depuis ces dernières années, presque tous les auteurs s'accordent à attribuer au muscle ciliaire le principal rôle dans l'acte de l'accommodation.

Etudié chez les oiseaux par Crampton en 1831, il fut mentionné pour la première fois chez l'homme par

(1) Helmholtz. Optique physiologique. Trad. de Javal et Klein.

W. Clay-Wallace (1), mais ce ne fut que dix ans plus tard que Bowman et Brücke démontrèrent chacun de leur côté son existence, et firent voir que l'organe jadis connu sous le nom de ligament ciliaire était de nature musculaire.

Des recherches ultérieures entreprises par Kolliker, Van Rucken (2) (1856), W. Muller (3) et Ch. Rouget (4) en ont complété l'étude, en ajoutant un nouvel ordre de fibres qui formerait le muscle ciliaire annulaire. La description complète qu'en a donnée M. Marc Sée dans sa thèse ne permet plus de douter aujourd'hui de la nature musculaire de cet organe. On y constate au microscope l'existence de fibres cellules allongées, à noyau ovale, appliquées en faisceaux et serrées les unes contre les autres de la même façon que dans les autres muscles à fibres lisses. De plus Young, Cramer, Helmholtz, Wittisch, ont réussi à le faire contracter chez des animaux récemment tués et en se servant de courants électriques intermittents.

Il résulte enfin de toutes ces recherches que le muscle ciliaire présente deux ordres de fibres, les unes radiées, les autres circulaires; mais le mécanisme par lequel ce muscle change la forme du cristallin n'a pas été encore suffisamment éclairci. On a étudié avec grand soin les changements de l'œil, qui se produisent au moment de

(1) Clay Wallace. Silliman's journal 1835. The accomodat of the eye to distances. New-York, 1850.

(2) Van Rucken. Thèse. Utrecht, 1855. Ont leed kundig onduzœk van den hortet voer acconmod alia van hetoog.

(3) W. Mulier. Archiv. fur opht. 1856. Bul. IV, s. 1.

(4) Ch. Rouget, Compte rendu de l'Académie des sciences de Paris. mai 1856.

l'accommodation, mais le problème est encore loin d'être résolu.

Suivant H. Muller, les fibres longitudinales du muscle ciliaire ou tenseur proprement dit, seraient destinées, 1° à comprimer le corps vitré au moyen de l'enveloppe choroïdienne et à empêcher ainsi le recul de la face postérieure du cristallin ; 2° à distendre la zône de Zinn et à tirer en arrière l'insertion périphérique de l'iris pour la fixer.

La théorie émise par M. Ch. Rouget se rapproche beaucoup plus qu'on n'a semblé le croire de l'opinion précédente. L'habile professeur de Montpellier fait jouer en effet un rôle important au muscle ciliaire annulaire et, de plus, il cherche à démontr erson action sur le cristallin par la turgescence concomitante des procès ciliaires; un plexus veineux, décrit par cet auteur à la région postérieure, remplit aussi un certain rôle dans ce mécanisme complexe. Indépendamment des modifications de courbure du cristallin, il admet en outre dans l'accommodation normale un allongement de l'axe antéro-postérieur de l'œil sous l'influence du muscle ciliaire radié (1).

Le mécanisme invoqué par Muller fut adopté avec quelques variantes par M. Marc Sée, par Mannhardt (2), V. Czermak et de Grœfe (3).

Maurizot (4) et plus récemment Liebreich ont considéré les deux faisceaux du muscle ciliaire, comme ayant une action antagoniste; nous reproduisons textuellement la description que cet auteur en a donnée dans le

(1) Rigail. Thèse. Montpellier, 1866.

(2) Mannhardt. Arch. für opht. 1859, IV, p. 269-285.

(3) H. von Grœfe. Arch. f. opht., 1861, t. VII, 2-150-161.

(4) Maurizot. Thèse de Paris, 1861.

Nouveau dictionnaire de médecine et de chirurgie pratiques (art. *Accommodation,* t. Ier, page 210). « Les nouvelles recherches sur la structure du corps ciliaire ont appris que ce corps possède, de même que l'iris, deux muscles différents, l'un dont les fibres suivent une marche circulaire, l'autre dont les fibres présentent une direction rayonnée. Les fibres musculaires parcourent une route parallèle à la ligne équatoriale du cristallin dans les procès ciliaires même. Par leur contraction, elles doivent rapetisser le cercle qu'elles forment et comprimer ainsi les procès ciliaires contre la portion de la surface antérieure du cristallin qui est placée à proximité de la ligne équatoriale. S'il y a extension de la zonule, elle doit être ainsi annulée et le cristallin, en conséquence de son élasticité, doit se courber plus fortement.

Le muscle rayonné, dont l'action est *antagoniste* avec celle du muscle circulaire et dont le ventre voisin de la sclérotique est étendu entre la choroïde et le canal de Schlemm, envoie de ce ventre des fibres qui se dirigent vers les procès ciliaires et s'entrelacent entre les fibres circulaires. Sa contraction éloigne donc, probablement de nouveau du cristallin les procès ciliaires et détermine ainsi conjointement, avec l'extension de la zonule, l'aplatissement du cristallin ainsi qu'il convient pour l'accommodation de l'œil à la vision de la distance éloignée. »

L'analogie de structure étant admise entre les fibres musculaires de l'iris et le muscle ciliaire, ne pouvait-elle pas être poursuivie en ce qui touche l'innervation de cet organe.

On sait en effet que le muscleciliaire reçoit ses filets des nerfs ciliaires émergents du ganglion ophthalmique; or, ne pourrait-on pas supposer que les fibres radiées du muscle ciliaire soient innervées par les rameaux du grand sympathique comme le dilatateur de l'iris, tandis que les filets du moteur oculaire commun animeraient les fibres circulaires comme elles le font pour les fibres iriennes. Cette hypothèse bâtie sur l'analogie ne repose pas sur des faits assez probants ni sur des recherches assez complètes pour qu'il nous soit permis de l'émettre autrement que comme simple conjecture.

Quoi qu'il en soit, l'influence du nerf moteur oculaire commun sur le muscle ciliaire est incontestable et se trouve confirmée par l'étude des phénomènes pathologiques. Nous verrons, en effet, la paralysie de l'accommodation indiquer fréquemment un commencement de la paralysie de la troisième paire et se montrer dans tous les cas de paralysie complète de ce nerf.

En résumé, il résulte des considérations anatomiques et physiologiques qui précédent, que le nerf oculaire moteur envoie des branches intra-oculaires qui se distribuent à l'iris et au muscle ciliaire et qui animent une grande partie des fibres de ces deux organes. Ces faits nous étant maintenant connus, nous permettront de comprendre plus aisément certains phénomènes pathologiques encore peu connus ou mal étudiés, qui accompagnent la paralysie du nerf de la troisième paire.

Mais le nerf envoie des branches directes qui vont se distribuer dans les muscles moteurs du globe oculaire ; il nous paraît donc utile, pour bien comprendre les symptômes de la paralysie de ces divers rameaux, de faire l'étude préalable et succincte de ces organes ainsi que des mouvements qu'ils impriment à l'œil ; c'est par ces considérations que nous terminerons la première partie de notre travail.

MUSCLES DE L'ŒIL ET MOUVEMENTS DU GLOBE OCULAIRE.

Il n'est guère de question qui ait donné lieu à des assertions plus variées et plus contradictoires que celle de l'action des muscles de l'œil : les théories les plus diverses, les hypothèses les plus différentes qui ont été émises sur ce sujet suffiraient à elles seules pour remplir le cadre d'un long ouvrage ; aussi, nous contenterons-nous de les résumer brièvement en insistant plus particulièrement sur les résultats obtenus par les physiologistes modernes, qui ont apporté une précision en quelque sorte mathématique à cette question délicate et difficile, restée pendant si longtemps obscure.

C'est aux récents travaux de Ruete (1), Donders (2), Helmholtz (3), Giraud-Teulon (4), E. Javal (5), et L. Meyer (1), que nous emprunterons la description qui va suivre :

Pour bien comprendre les mouvements du globe oculaire, il faut se rappeler que cet organe est en équilibre dans la cavité de l'orbite. Cette cavité beaucoup trop grande pour le recevoir exactement, contient une grande quantité de tissu adipeux, sorte de bourrelet graisseux qui le soutient, le protége et facilite sa mobilité. Mais son état d'équilibre résulte principalement de la présence

(1) Ruete. Lehrbuch der ophtalmom. et ein neus ophthalmoscop. Leipzig, 1857.

(2) Donders. Arch. f. d. Hollandisch Beitrage, 111-560.

(3) Helmoltz. Optique physiol.

(4) Giraud Teulon. Phys. et path. fonct. de la vision lunoculaire; 1861. Leçons sur le strabisme, 1863.

(5) E. Javal in Wecker. Études opthalmol, 1868, t. II, p. 436.

(6) E. Meyer. Thèse sur le strabisme, 1863, et Journal de l'anat. de Ch. Robin, 1864, t. I, p. 213.

d'une enveloppe aponévrotique (aponévrose orbito-oculaire du professeur Richet). Cette membrane dont la partie importante avait été déjà mentionnée et même figurée par Ténon (1), a été désignée par Malgaigne (2), sous le nom d'*albuginée* ou *capsule fibreuse* et décrite d'une façon complète par A. Bonnet (3), Hélie (4), et plus récemment enfin par M. Richet (5). Il résulte de la disposition de cette aponévrose orbito-oculaire que l'œil se trouve maintenu dans une position déterminée, et que les muscles moteurs du globe peuvent produire des mouvements d'une précision extrême.

Les muscles sont au nombre de sept, tous réservés aux mouvements de l'œil, sauf le muscle élévateur de la paupière supérieure. Des six autres muscles, quatre sont appelés muscles droits, et deux sont dits obliques et distingués en grand et petit.

Ces muscles sont animés par trois nerfs : nous avons déjà dit que le nerf moteur oculaire commun répand ses filets dans les muscles droit supérieur, droit inférieur, droit interne et petit oblique, enfin dans le muscle releveur de la paupière supérieure. Le nerf moteur oculaire externe anime le muscle droit externe et le nerf pathétique se porte dans le muscle grand oblique.

Nous ne pouvons étudier isolément les muscles innervés par le moteur oculaire commun, car pour bien saisir les mouvements du globe oculaire, il faut en étudier simultanément tous les agents.

Les *muscles droits* naissent du fond de l'orbite à l'an-

(1) Tenon. Mém. d'anat. et de physiol., p. 193 et suiv. 1806.
(2) Malgaigne. Anat. chirurg., 1859, t. I, p. 699.
(3) Bonnet. Traité des Sect. tendineuses, 1841.
(4) Helie. Thèse inaug. Paris, 1841.
(5) Richet. Anat. chirurg., 1865, p. 328 et 29.

neau fibreux qui entoure le nerf optique, leur direction est rectiligne jusqu'à la plus grande circonférence du globe oculaire, mais à partir de leur point de tangence jusqu'à leur insertion terminale, ils décrivent une courbe analogue à celle de la partie qu'ils recouvrent. Avant leur insertion les muscles de l'œil percent l'aponévrose orbito-palpébrale qui leur forme une gaîne fibreuse. A partir de l'équateur de l'œil, les muscles droits sont juxtaposés à la capsule de Ténon qui enveloppe le globe oculaire à la façon d'une synoviale et se confond insensiblement près du bord de la cornée, avec le tissu épiscléral et la conjonctive bulbaire. Sur les bords des muscles droits, l'aponévrose présente des prolongements qui représentent deux plis tendus en forme de voiles (gaînes latérales).

Les quatre muscles droits délimitent ainsi une sorte de pyramide quadrangulaire dont la face interne seule est sensiblement parallèle au plan médian de la face. Les insertions antérieures de ces muscles se font par deux sortes de tendons, car chacun des muscles, avant d'entrer dans la gaîne aponévrotique, donne un faisceau à insertion osseuse ou fixe; tandis que la portion adhérente va s'insérer sur la sclérotique et constitue l'insertion mobile.

Le *muscle droit interne* (*amatorius*), le plus fort des muscles de l'œil, est parallèle à la paroi interne de l'orbite, et son insertion fixe se fait au milieu du bord antérieur de cette paroi au niveau de l'os unguis, en même temps que le prolongement fibreux de l'aponévrose mobile se fait par une aponévrose large de 8 millimètres, et sur la partie antérieure de la sclérotique à 5 millimètres environ du bord de la cornée.

Le *muscle droit externe* (*m. indignatorius*), le plus long des muscles droits, a son insertion osseuse au niveau de la suture fronto-malaire au-dessous du faisceau externe du droit supérieur. Il s'insère en avant par un tendon arqué de 6 millimètres de largeur à une distance de 6 à 7 millimètres du bord cornéen.

Le *droit supérieur* (*m. superbus*), a son insertion osseuse assez complexe ; il se divise en effet en trois faisceaux, dont l'un, l'interne, s'insère au-dessus de l'insertion orbitaire du muscle droit interne; l'autre, l'externe, s'insère au niveau de la suture fronto-malaire; enfin le faisceau médian va se fixer au bord supérieur de la cavité orbitaire. Son insertion mobile se fait par un tendon large de 7 à 8 millimètres, qui vient en s'épanouissant s'insérer obliquemeut à 6 ou 7 millimètres environ du bord supérieur de la cornée, de façon que son extrémité interne est plus rapprochée que son extrémité externe de 2 millimètres.

La direction générale de ce muscle a lieu d'arrière en avant et de dedans en dehors, parallèlement à la paroi supérieure de l'orbite, de sorte qu'une ligne droite réunissant les parties moyennes de ses insertions formerait avec l'axe optique un angle de 20 degrés.

Le *muscle droit inférieur* (*m. humilis*), se dirige aussi d'arrière en avant et de dedans en dehors, pour s'insérer d'une part au bord inférieur de la base orbitaire, et d'autre part à 5 millimètres du bord de la cornée à 1 millimètre en dedans du méridien vertical ; cette insertion est oblique, de telle sorte que l'extrémité interne est plus rapprochée de la cornée de 2 millimètres que l'externe. Les muscles droits supérieur et inférieur envoient chacun une expansion fibreuse vers les cartilages tarses; disposition qui permette de comprendre pourquoi les mouvements de paupières suivent constamment les mouvements du globe de l'œil en haut et en bas, bien que la paupière inférieure soit dépourvue de muscles chargés spécialement de produire ce mouvement. Après avoir décrit sommairement les muscles droits, nous allons examiner leur action, soit isolés, soit réunis deux à deux.

Des noms divers, tirés de l'action qu'ils exercent sur le globe de l'œil, ont été donnés aux muscles qui le meuvent. C'est ainsi que les droits latéraux ont reçu le nom d'abducteur et d'adducteur, le droit supérieur celui d'élévateur, le droit inférieur celui d'abaisseur. Il n'est pas exact de dire que l'œil est abaissé ou élevé, ni qu'il se porte en dedans ou en dehors : l'œil ne subit aucun transport d'un lieu dans un autre. Tous les mouvements du globe de l'œil sont des mouvements de rotation, et par conséquent tous les muscles sont rotateurs dans l'acception du mot, et leurs mouvements sont analogues à ceux qu'exécuterait une sphère pleine mobile dans une sphère creuse et se passant autour de trois axes fictifs : un axe horizontal, un axe vertical et un axe antéro-postérieur. Ces mouvements peuvent donc être rapportés à trois directions principales qui sont en raison des déplacements de la cornée.

Quelques physiologistes attribuent aux muscles moteurs du globe oculaire le pouvoir de changer par leurs contractions les dimensions antéro-postérieures de l'œil ; les uns prétendent que l'action des muscles droits a pour effet d'aplatir le globe oculaire et d'allonger ainsi son diamètre antéro-postérieur ; les autres pensent qu'en appliquant fortement l'œil contre la capsule fibreuse, les muscles droits déterminent, en se contractant, un changement précisément inverse, et amènent un raccourcissement dans le diamètre antéro-postérieur. Ces deux théories reposant sur l'étude incomplète de l'anatomie de ces organes, avaient déjà été fortement ébranlées par les expériences de de Haldat, et les travaux des physiologistes modernes sont venus démontrer leur inanité. Dans leur inexactitude, ces hypothèses avaient en outre eu le tort de vouloir faire jouer un certain rôle aux muscles dans l'acte de l'accommodation de l'œil aux distances. Il est reconnu aujourd'hui que ces muscles sont destinés uniquement à mettre les yeux en rapport avec les objets à regarder, et il est complétement erroné de croire que leur plus ou moins grande contraction doive changer les courbures des milieux de l'œil et par suite agir sur l'accommodation.

Nous ne pouvons nous étendre plus longuement sur la réfutation de ces nombreuses théories qui ont cependant eu cours dans la science jusqu'en ces derniers temps, car nous avons hâte d'aborder la partie qui touche plus directement à notre sujet, c'est-à-dire l'étude de l'action de chacun des muscles droits et des mouvements qu'ils impriment au globe oculaire.

Nous commencerons d'abord par rechercher l'action isolée de chaque muscle, puis celle des muscles congénères et leur contraction simultanée.

Pour simplifier cette étude et rendre plus évident le mécanisme suivant lequel agissent ces divers muscles, Ruete (1), Wundt (2), Hasner (3) et Knapf ont construit de petits appareils désignés sous le nom d'*ophthalmotropes* et dans lesquels les muscles sont ordinairement représentés par des fils. C'est en s'appuyant sur les recherches de ces auteurs et en particulier sur celles de

(1) Ruete. Ein neues ophthalmotrop. 1857, Leipzig.
(2) Wundt. Arch. ophthalm. 1862, VIII, 87-114.
(3) Helmholtz. Oph. phys., p. 675-677.

Donders, que MM. E. Meyer et L. Wecker (1) ont donné un bon résumé de l'action des muscles de l'œil. Aussi leur faisons-nous de larges emprunts pour notre description.

« Pour bien déterminer la position du globe oculaire, dit Meyer (2), il ne suffit pas d'indiquer les changements qu'un seul point subit pendant la rotation, car ce point étant fixe, la sphère peut encore changer de rotation autour des axes, dont ce point représente le pôle. Il est donc nécessaire de fixer un autre point ou une ligne. Nous prenons donc comme point de précision le *centre de la cornée* et le *méridien vertical* de l'œil passant par le centre de la cornée. De cette façon nous déterminons la rotation de l'œil, en indiquant la direction dans laquelle est porté le centre de la cornée et l'inclinaison qui a été communiquée au méridien vertical. La direction d'un muscle est donnée par une ligne de ces deux insertions et le plan qui réunit cette ligne au centre de révolution du globe oculaire, qui est en même temps son centre sphérique : ce plan, disons-nous, reçoit le nom de *plan du muscle*. L'*axe de révolution* du muscle est la ligne perpendiculaire au point de rotation de son plan. »

Cela posé, il nous sera facile de déduire l'action de chacun des muscles droits.

En effet, *les deux muscles latéraux* (droit externe et droit interne) forment le groupe le plus simple. Leur plan musculaire est représenté par le méridien horizontal et leur axe de révolution par l'axe vertical de l'œil. C'est le seul groupe dont le plan musculaire circonscrive un

(4) Wecker. Traité théorique et pratique du mal des yeux, t. II p. 440.

(5) E. Meyer. Thèse inaug., 1863, p. 25.

grand cercle de la sphère et dont l'axe de révolution représente un diamètre de celle-ci.

L'action isolée de chacun de ces muscles aura donc pour effet de transporter directement en dedans ou en dehors le centre de la cornée sans lui imprimer jamais la moindre déviation de hauteur, et sous l'influence de cette contraction isolée, le méridien vertical de l'œil ne subira aucune inclinaison et gardera invariablement sa direction.

Quant aux deux autres muscles droits (supérieur et inférieur) l'étude de leur action est plus complexe, parce que le plan musculaire de ce groupe ne concorde pas comme on le croyait autrefois avec le méridien vertical de l'œil, il s'incline un peu d'arrière en avant et de dedans en dehors en formant avec l'axe antéro-postérieur de l'œil un angle de 20 degrés.

L'axe de révolution de ces deux muscles sera perpendiculaire d'avant en arrière et de dedans en dehors et fera avec l'axe optique un angle de 70 degrés.

L'action isolée du droit supérieur aura pour effet de diriger la cornée en haut et en dedans, et de faire subir une légère inclinaison en dedans au méridien vertical.

La contraction du muscle droit inférieur produira une déviation de la cornée en bas et en dedans, et imprimera au méridien vertical une inclinaison en dehors.

Si ces deux muscles pouvaient agir de concert, ils produiraient par conséquent une faible déviation de l'œil en dedans.

La contraction simultanée de deux muscles droits contigus donne à la pupille une direction intermédiaire à celle que lui aurait communiquée chacun de ses muscles isolément. Trois des muscles droits ou même tous les quatre peuvent aussi agir simultanément. Le premier cas se rencontre en effet dans la paralysie du nerf de la sixième paire ou moteur oculaire externe qui a fait le sujet d'une intéressante thèse de M. Badin d'Hurtebise.

Le plus souvent les deux muscles antagonistes se contractent d'une manière alternative pendant que les deux autres muscles sont dans un état de contraction fixe; c'est ce qui a lieu lorsque nous voulons juger avec précision de la verticalité d'une ligne.

On admettait autrefois que les quatre muscles droits, en se contractant ensemble et avec une égale intensité, pouvaient enfoncer l'œil dans la cavité de l'orbite. Cette action purement hypothétique a été réfutée dans les considérations qui précèdent, aussi n'y insisterons-nous pas.

Pour compléter notre étude, il nous reste à décrire les muscles obliques et leur mode d'action.

2° *Muscles obliques.* — Les muscles obliques sont au nombre de deux, distingués en grand et petit, ou bien encore en supérieur et inférieur.

Le *grand oblique*, oblique supérieur ou pathétique, s'incère en arrière à la gaîne fibreuse du nerf optique; de là ses fibres marchent d'arrière en avant et de bas en haut, en suivant la direction de l'angle supérieur et interne de la cavité orbitaire et vont se réunir à un tendon arrondi qui se réfléchit à angle aigu en passant dans l'anneau ostéo-fibreux ménagé dans la partie supérieure et interne de l'orbite; de là, les fibres du grand oblique se coudent brusquement et prennent une direction de haut en bas, de dedans en dehors et d'avant en arrière pour venir s'insérer par un tendon large de 6 millimètres au quart supérieur et externe du globe de l'œil. Cette insertion aponévrotique à concavité postérieure et externe a ses deux extrémités situées à inégale distance du nerf optique. Sa terminaison interne est à 7 ou 8 millimètres de ce nerf, tandis que l'externe s'en éloigne de 13 à 14 millimètres (E. Meyer).

Le *petit oblique* ou oblique inférieur est le seul des muscles de l'œil qui ne prenne pas ses insertions fixes au fond de la cavité orbitaire; il naît de la paroi inférieure de l'orbite vers la partie interne et antérieure où se trouvent des rugosités destinées à ses insertions, en dehors du sac lacrymal, de là il se dirige le long du plancher de l'orbite, en dehors et un peu en arrière, en passant sous le globe de l'œil dont il est séparé par le muscle droit inférieur.

Artl a décrit en ce point des liens celluleux qui le rattachent à la gaîne du droit inférieur. Bientôt, après un trajet de six millimètres environ, il se porte en haut et en arrière pour contourner le globe oculaire, en passant entre lui et le droit externe, et aller se fixer à la partie supérieure, postérieure et externe du segment postéro-externe de l'œil.

Son insertion, large de 10 millimètres, décrit une convexité en haut et en avant, dont l'extrémité supérieure est à 14 millimètres du nerf optique, tandis que l'inférieure n'en est qu'à 4 millimètres.

Action des muscles obliques. — Il n'est pas de question qui ait donné lieu à plus de controverses que celle de l'action de ces muscles, et il serait trop long d'énumérer toutes les théories qui ont été émises à ce sujet. Nous ne parlerons donc pas de l'opinion d'Albinus, qui pensait que le grand oblique dirige la pupille au-dedans de l'angle externe des paupières. Suivant Portal, H. Cloquet et Blandin, la pupille est portée en bas et en dedans. Pour Ouffenbach et Philips, elle serait dirigée en haut et en dedans.

D'autres auteurs, et Bichat surtout, pensent que ce muscle n'a aucune action sur la pupille et fait subir seulement au globe de l'œil une rotation autour de son diamètre antero-postérieur. C'est aussi l'opinion de Gerdy.

Selon J. Hunter (1), lorsqu'on regarde un objet, quand la tête est mue vers l'épaule droite, le muscle grand oblique du côté droit agit pour maintenir l'œil droit fixé vers l'objet, et un semblable effet est produit sur l'œil gauche par l'action de son oblique inférieur. Quand la tête se meut dans une direction contraire, les autres muscles obliques produisent le même effet. Hueck (2), Szolkalski (3) et J. Guérin (4) ont reproduit et confirmé les idées de Hunter.

Bonnet, en exerçant sur le cadavre des tractions sur le grand oblique, est arrivé à ce résultat, que ce muscle porte la *pupille en bas et en dehors*, et qu'il imprime au globe de l'œil un mouvement de *rotation de dehors en dedans* sur son axe antéro-postérieur.

Les expériences de M. le professeur Longet (5) lui ont donné les mêmes résultats.

Quant au muscle petit oblique, selon cet habile physiologiste, il imprime au globe oculaire un mouvement

(1) J. Hunter. Œuvres complètes, trad. de Richelet; 1841, t. IV, p. 359.

(2) Hueck. Arch. de méd., 3e série, 1841, t. II.

(3) Szolkalski. Influence des muscles obliques de l'œil sur la vision. Janv. 1840.

(4) J. Guérin. Communication à l'Institut, août 1840.

(5) Longet. Traité de phys., t. II, p. 923. 1868.

rotatoire en sens inverse de celui qui est dû au muscle précédent, et qu'en outre il dirige la pupille en haut et en dehors.

En tenant compte de l'influence des muscles droits, l'oblique inférieur serait purement et simplement l'antagoniste du grand oblique.

Après avoir successivement passé en revue l'opinion des différents auteurs relative à l'action de ces muscles, nous allons résumer sommairement les résultats des travaux des physiologistes modernes et des recherches d'Helmholtz et de Donders, en suivant le même plan que celui que nous avons adopté pour l'étude des muscles droits.

Il résulte de la disposition anatomique des muscles obliques que le plan musculaire de ce groupe est vertical et ne concorde pas, comme on le croyait autrefois, avec le plan équatorial de l'œil. Il forme, en effet, avec l'axe optique un angle de 55 degrés. Le centre de l'œil est situé en dedans de ce plan musculaire.

L'axe de révolution des mouvements de ces muscles traverse le globe horizontalement, se dirige d'avant en arrière et de dehors en dedans, et forme avec l'axe optique un angle de 35 à 40 degrés (de Graefe). L'extrémité antérieure de cet axe aboutit en dehors du pôle antérieur de l'œil.

L'immobilité du centre de mouvement de cet organe étant un fait acquis, ces muscles ne peuvent produire que des rotations de la sphère.

L'action de chacun des muscles obliques est triple comme celle des muscles droits inférieur et supérieur.

L'oblique supérieur tourne la cornée *en bas et en dehors* et incline le méridien vertical *en dedans* en dirigeant son extrémité supérieure dans le même sens.

Le petit oblique dévie la cornée *en haut et en dehors*, et, en attirant l'extrémité inférieure du méridien vertical en dehors, incline ce méridien *en dehors.*

L'effet de la contraction des muscles obliques sur la hauteur de la cornée est d'autant plus prononcé que l'œil est plus fortement porté en dedans.

Si nous résumons l'action des droits supérieur et inférieur et des obliques, nous sommes frappés de l'antagonisme qui existe entre les groupes qu'ils forment.

L'action combinée des premiers attire l'œil en dedans, celle des obliques l'attire en dehors. Ces derniers exercent leur maximum d'action sur le méridien vertical lorsque le regard est porté en dehors, tandis que le contraire a lieu pour les droits supérieur et inférieur.

L'action commune du droit supérieur et du petit oblique dévie la cornée en haut, mais ces deux muscles sont antagonistes relativement à la déviation de latéralité et à l'inclinaison du méridien. Les mêmes rapports existent entre le droit inférieur et le grand oblique.

Après avoir exposé l'action des divers muscles de l'œil et des groupes qu'ils forment, il nous resterait à examiner leur rôle dans les mouvements associés.

Cette étude, fort simplifiée depuis les recherches de Donders, offre une certaine importance pour l'analyse des différents phénomènes qui accompagnent la paralysie des muscles de l'œil, aussi aurons-nous occasion d'y revenir ultérieurement.

Il nous reste enfin, pour terminer ces considérations trop étendues peut-être, à rechercher l'influence qu'exercent, sur différents muscles, les trois nerfs qui les animent.

La première question qui vienne à l'esprit est celle de savoir pourquoi les muscles de l'œil reçoivent leurs nerfs de tant de sources différentes, et pourquoi un seul et même nerf, le nerf moteur oculaire commun, par exemple, n'envoie pas des filets à tous les agents musculaires qui meuvent le globe oculaire?

Diverses explications ont été proposées, et cependant le problème nous paraît loin d'être encore résolu.

Ph. Berard (1) a proposé une explication ingénieuse que nous ne pouvons nous empêcher de reproduire en partie : « Le champ de la vision, dit cet auteur, qui est assez limité en haut et en bas, est surtout très-borné en dedans, et, au contraire, très-étendu en dehors. C'est par le côté externe que l'œil embrasse le plus d'objets, par là qu'il est le plus dégagé de l'orbite, par là qu'arrive presque toujours la première vue d'un danger qui menace. Il en résulte que l'abduction de l'œil devait être plus libre, plus indépendante que tout autre mouvement. Aussi est-ce la position que l'œil affecte le plus volontiers, celle par exemple qu'il prend, même lorsqu'on regarde une personne située en face de nous. Quant au muscle grand oblique, peut-être avait-il aussi besoin d'un nerf spécial, à cause de la part qu'il prend à l'expression des passions de l'âme, parce qu'il contribue plus que les autres à traduire le mépris, la colère et l'amour par les mouvements qu'il imprime à l'œil. »

D'autres physiologistes, et avec eux M. Béclard, ont admis que cette distribution des nerfs était en rapport avec les points identiques des rétines.

Enfin, d'après M. le professeur Longet, à chacune des trois directions principales vers lesquelles le globe oculaire peut être porté, correspond l'une des trois paires nerveuses motrices de l'orbite. Aux mouvements, dans

(1) Dict. en 30 vol., art. Œil, t. XXI, p. 333.

le sens vertical, correspond le nerf moteur oculaire commun, aux mouvements rotatoires, le pathétique; enfin, à ceux de latéralité, le moteur oculaire externe. Une telle disposition est suffisamment motivée par la nécessité d'une précision extrême dans tous les éléments de l'organe visuel, et c'est grâce à elle que l'harmonie des mouvements de cet admirable appareil se trouve réunie à leur indépendance nécessaire. L'indépendance est assurée par la quatrième et la sixième paires, affectées chacune à un seul genre de ces mouvements.

L'harmonie, au moyen de la troisième paire, participe à tous les genres de mouvement du globe de l'œil; en effet, le nerf oculo-moteur commun agit seul sur le globe oculaire dans les mouvements symétriques d'élévation et d'abaissement; il agit avec le nerf moteur oculaire externe pour les mouvements associés autour de l'axe vertical; il agit enfin avec le pathétique pour les mouvements associés autour de l'axe antéro-postérieur. On comprend ainsi l'étendue et la multiplicité des désordres fonctionnels que doit entraîner sa paralysie.

C'est donc pour en faciliter l'étude que nous avons insisté si longuement sur ces différents points de la physiologie de ce nerf et des différents organes qu'il anime. Nous espérons donc qu'on nous pardonnera ces considérations préliminaires en ayant égard aux éclaircissements qu'elles peuvent donner relativement à un sujet complexe, semé de difficultés nombreuses, et entouré encore de ténèbres que nous nous sommes efforcé de dissiper.

Causes et pathogénie.

Les causes de la paralysie de la troisième paire sont multiples, et cette diversité étiologique trouve une explication naturelle dans les rapports du nerf que nous avons indiqués. Son trajet dans le crâne et dans l'orbite, ses rapports intimes avec le tissu cérébral, ses enveloppes, et avec les vaisseaux qui occupent la base de l'encéphale, ses connexions avec les saillies osseuses du crâne et de l'orbite nous montrent que ces différents organes, que tous ces tissus pourront devenir le point de départ de processus pathologiques, et donner lieu par voisinage à la compression, souvent même à la destruction du nerf et conséquemment à sa paralysie. La détermination de toutes ces causes est importante, car souvent la paralysie du moteur oculaire commun est le premier symptôme d'une lésion anatomique que dans ces cas on peut plutôt soupçonner que diagnostiquer.

La division classique de paralysie idiopathique et symptomatique trouve ici sa place; cependant, pour le premier groupe, nous émettrons les plus grandes réserves, sans vouloir, de parti pris, nier et exclure toute idée de paralysie essentielle, mais en n'admettant que les cas réellement prouvés, où les lésions anatomiques semblaient siéger exclusivement dans le nerf. C'est dans ces cas, rares du reste, que la paralysie de la troisième paire constitue par elle-même une entité morbide franche. En effet, la paralysie est le seul symptôme de la maladie, et, elle disparue, il ne reste plus aucune altération. Que de causes ont été émises par les auteurs au sujet de la paralysie idiopathique! et combien d'observations publiées sous ce nom trouveraient place aujourd'hui dans le cadre plus élargi des paralysies symptomatiques !

Nous ne pouvons nier cependant l'existence d'une paralysie essentielle de cause et de nature rhumatismales. Nous trouvons dans les auteurs des cas de paralysie de la troisième paire *a frigore*. Les malades sont pris tout à coup de douleurs vives, avec chute de la paupière, etc., et ils guérissent rapidement ; M. Carrève en cite deux observations dans sa thèse ; M. Desmarres dit avoir vu des voyageurs frappés de paralysie de la troisième paire pour avoir laissé ouverte, par une nuit froide et humide, une glace de la voiture dans laquelle ils se trouvaient: Mackenzie rapporte l'histoire d'un homme qui fut atteint d'une paralysie de la troisième paire pour avoir tenu un chapeau mouillé sur sa tête ; enfin, Rognetta l'a observée chez un tambour qui battait la retraite sur le boulevard du Temple par un temps froid et pluvieux.

Le cas suivant, extrait de la *Gazette des hôpitaux* de 1855, où il avait été publié par Jobert de Lamballe, vient à l'appui de ce que nous avançons :

OBSERVATION I.

(Gazette des hôpitaux, 1855, p. 105.)

Françoise R..., âgée de 29 ans, entre à l'Hôtel-Dieu, en 1855. Elle est forte, bien constituée, sans maladie antérieure. Depuis un an, elle habite un logement humide. Son lit est vis-à-vis d'une porte, qui ne ferme pas et donne un courant d'air vers le côté gauche du visage. Il y a dix mois, à la suite de sa dernière couche, le côté gauche de la face gonfle près de l'œil ; ce phénomène se répète cinq à six fois sans douleurs. Depuis deux mois, elle éprouve des douleurs nocturnes du côté gauche de la tête, elles se renouvelaient toutes les nuits, avec étourdissements et vertiges.

Quinze jours après ce début, douleur exagérée dans la nuit et le lendemain matin, au réveil, *strabisme externe*. La vue n'avait pas diminué, l'œil était ouvert et sensible à la lumière.

Un médecin lui donna le lendemain de la strychnine, et l'électrisa pendant cinq semaines. L'œil se dévia davantage, la paupière s'abaissa et recouvrit l'œil en quinze jours. Huit jours après, la vue était troublée, la malade lisait difficilement. Cinq jours après le début du traitement, plus de douleurs céphalalgiques.

Voici l'état de la malade à son entrée chez M. Jobert :

Rien dans l'état général. Depuis sa dernière couche : chlorotique, elle a pris du fer. La paupière supérieure recouvre l'œil et ne laisse qu'une fente de 2 millimètres, qui laisse voir la sclérotique. Le sourcil abaissé; l'œil sensible à la lumière sans injection, dévié en dehors, porté en haut; pupille dilatée et immobile; les mouvements, en haut, en bas et en dehors, sont impossibles.

Depuis huit jours, la vue a baissé ; la malade ne voit plus que les lettres majuscules. Un objet vu de face, se voit net, *mais double*, si on le place dans le sens opposé à la direction de l'œil affecté. En même temps, erreurs sur la direction et la distance des objets. L'œil sain est fermé; la main va plus ou moins loin des objets à saisir, surtout s'ils sont à droite; distingue les couleurs, mais voit la lumière avec un cercle rouge.

M. Jobert diagnostique une paralysie de la troisième paire.

L'œil est dévié en haut et en dehors, par défaut d'équilibre entre le petit oblique et le grand oblique.

La diplopie est expliquée par la direction différente des axes visuels.

Ventouses scarifiées à la nuque et sangsues à la tempe; vésicatoire à la région sourcilière ; amélioration dans le ptosis et la paupière supérieure peut se soulever pour laisser voir la cornée.

Quant aux autres causes banales citées par les auteurs, telles que la suppression brusque des règles, d'hémorrhoïdes fluentes, de dartres, d'émotions morales vives, nous hésitons presque à les citer tant leur valeur dans cette circonstance est insignifiante.

Demours rapporte une observation d'une paralysie du moteur oculaire commun survenue pendant le coït, mais il admet lui-même ou semble indiquer quelque rupture d'un vaisseau, ou d'un filet nerveux, en un mot, une lésion qui venait expliquer les faits observés.

Nous en dirons autant d'un autre cas, cité par le même auteur, dans lequel un individu fut atteint de blépharoptose avec strabisme et mydriase à la suite de masturbations répétées. Il y avait là certainement une lésion cérébrale quelconque qui altérait le nerf, annihilait ses fonctions et donnait lieu à la paralysie. Ce qui vient confirmer cette manière de voir, c'est que le malade fut frappé en même temps de paralysie faciale trouvant son explication dans la même cause. Du reste le malade a fini par guérir au bout d'un temps plus ou moins long.

Nous ne pouvons terminer cette énumération de faits sans parler de variété de paralysies étudiées par M. Marchal de Calvi (*Arch. gén. méd.* 1846) sous le nom de paralysies réflexes. Nous les rangerions dans cette première classe, si nous étions aussi convaincus de leur existence que leur auteur. Dans son mémoire, M. Marchal (de Calvi) cite plusieurs cas de paralysies du moteur oculaire commun consécutives à une névralgie de la cinquième paire; un surtout est remarquable en ce que le malade avait reçu un coup et n'avait été frappé de troubles de la vision et de paralysies de la troisième paire que plusieurs mois après.

Voici du reste comment s'exprime l'autenr.

Observation II.

Coup sur la tête. — Névralgie de la cinquième paire. — Paralysie consécutive du nerf moteur oculaire commun.

Je n'ai pas conservé de notes assez précises sur un cinquième cas qui s'est présenté dans le service de M. Gendrin. Tout ce que je puis dire, c'est que le sujet, employé dans un chemin de fer, avait reçu un coup sur la tête; que par suite il avait éprouvé des douleurs vives, rayonnant du point lésé dans les parties environnantes; que, lors de son séjour à l'hôpital, c'est-à-dire assez longtemps après l'accident, une pression sur ce point produisait une sorte d'éclair douloureux; qu'enfin c'est plusieurs mois après l'existence des douleurs névralgiques que la paupière supérieure de l'œil correspondant au côté blessé était tombée, en même temps que le globe oculaire s'était porté en dehors.

Pour justifier notre opinion à ce sujet, nous n'avons qu'à citer l'autorité des auteurs du Compendium, et qu'à reproduire leurs propres expressions :

« Nous voyons là, disent-ils, une étiologie commune, avec une différence de symptômes expliquée par la différence des cordons nerveux : le froid et le rhumatisme traduisant leurs effets sur la cinquième paire, par les douleurs névralgiques, et sur la troisième par une paralysie. »

Ainsi, pour résumer cette trop longue discussion, nous nous croyons en droit de déclarer que la paralysie de la troisième paire, dite essentielle ou idiopathique, existe; que son existence ne peut être mise en doute; mais, que depuis les progrès de l'anatomie et de la physiologie pathologique, son cadre s'est de plus en plus restreint.

Les paralysies symptomatiques sont au contraire de beaucoup les plus fréquentes; elles résument presque à elles seules toute l'étiologie. Dans ces cas nous trouvons une altération quelconque venant rendre compte des phémènes observés. Elles se montrent dans deux conditions différentes, soit par altération du sang, soit au contraire par lésion organique. Le premier groupe est plus rare, cependant nous pouvons en trouver quelques exemples dans les auteurs; un surtout nous a frappé : il est cité dans la thèse de Francès et semble se rattacher à l'intoxication saturnine. « Une femme but de la limonade au citron faite dans un vase en plomb, et fut prise de colique et de constipation avec paralysie des nerfs du toucher et de la troisième paire. »

Un fait de ce genre se trouve relaté dans le Traité des maladies des yeux de Deval, il a été observé chez une fleuriste qui maniait habituellement des sels de plomb.

Merat et Requin citent aussi dans leur Traité des intoxications saturnines des cas analogues dont l'authenticité ne laisse aucun doute. Aussi ces faits nous ont-ils paru intéressants ; et avons-nous jugé utile de les signaler.

Dans le second groupe, au contraire, les lésions sont encore plus évidentes : il y a paralysie parce qu'il y a destruction plus ou moins grande des éléments du nerf, et conséquemment cessation de ses propriétés physiologiques. Les muscles, ne recevant plus l'influence nerveuse nécessaire pour se contracter, se relâcheront, n'accompliront plus leurs fonctions, et il y aura finalement paralysie. C'est ici que notre explication de la multiplicité des causes que nous donnions plus haut pourrait trouver son application ; en effet, la paralysie pourra se montrer dans deux cas principaux : ou bien le nerf sera intact, et les influences nerveuses pourraient se communiquer aux muscles, si les annexions avec le cerveau et la moelle n'étaient détruites, et si l'influence de la volonté pouvait se faire sentir ; ou bien au contraire, cette dernière sera intacte, la substance cérébrale mise en activité pourra communiquer ses impressions au nerf, mais celui-ci ne répondra plus à l'appel qui lui sera fait, il ne pourra plus agir parce qu'il sera altéré dans sa structure.

Nous voilà donc en présence de deux ordres d'altération d'origine différente : d'une part il y a altération dans l'origine réelle du nerf, ou les parties qui sont en rapport avec elles, d'autre part il y a une lésion située soit dans le nerf, soit sur son trajet, lésion qui en annihile les fonctions. Quoi qu'il en soit, les différentes sortes de causes que nous allons passer en revue, aboutissent toutes au même résultat : la paralysie du nerf et des muscles qu'il est chargé d'animer.

Parmi les altérations de la pulpe cérébrale que nous avons signalées nous mentionnerons la commotion, les hémorrhagies, le ramollissement, la méningo-encéphalite, les abcès du cerveau, les hydatides, les tumeurs soit syphilitiques, soit tuberculeuses, le cancer, enfin la sclérose (ataxie locomotrice) et l'encéphalite interstitielle diffuse (paralysie générale progressive).

Les faits de commotion sont assez rares, cependant nous les trouvons relatés dans le mémoire de Bauchet (thèse d'agrég. 1860).

Quant à l'hémorrhagie, il en existe un certain nombre de cas dans la science ; son siége varie, mais dans tous les cas elle doit envahir soit primitivement, soit secondairement l'origine réelle du nerf. L'observation suivante, relatée dans les *Archives générales de médecine* de 1848 (t. I, p. 374), nous en offre un exemple intéressant :

Observation III.

Hémorrhagie du pédoncule cérébral gauche. — Abcès dans l'intérieur de ce pédoncule et paralysie du moteur oculaire commun. — Mort. — Autopsie.

Une jeune fille de 11 ans, faible, délicate, née de parents bien portants, sujette par intervalles à des palpitations de cœur avec dyspnée et coloration livide de la face, n'avait cependant jamais éprouvé de maladie grave, lorsque le 21 juin elle fut prise, au milieu d'un état de santé satisfaisant, d'une violente céphalalgie qui disparut le lendemain ; elle était pâle et faible sur ses jambes.

Le 23. La *céphalalgie* avait reparu : nausées, un peu de gonflement de la face; pouls, 140.

Le 25. On constate un nouveau symptôme, la paralysie de la paupière supérieure du côté gauche : en outre, *photophobie ;* pupille large et dilatée du même côté, le coin de la bouche pendant. La céphalalgie, très-vive, occupait principalement le côté gauche du front. Du reste, conservation de l'intelligence et du mouvement des membres; la sensibilité de la face était conservée; il y avait un peu de délire pendant la nuit (sangsues derrière l'oreille, calomel à l'intérieur). Les signes locaux persistèrent, et à partir du 28, il survint des accès de fièvre larvée pour lesquels on administra le quinquina, mais sans succès. Elle mourut le 30, dans le trismus et avec la contracture des extrémités.

Autopsie. — Cerveau volumineux : à la base de l'encéphale, au devant du bord antérieur du pont de Varole, on apercevait une surface qui avait changé de couleur et d'où s'écoulait du pus. Après avoir enlevé la pie-mère, qui était saine dans toute son étendue, on aperçut le pédoncule cérébral du côté gauche ramolli dans une grande étendue. La *partie postérieure* du nerf optique gauche était également ramollie jusqu'au chiasma. Le pédoncule cérébral gauche présentait une ouverture oblongue, bordée de rouge à son côté interne et qui conduisait dans un abcès creusé dans l'épaisseur de ce pédoncule. Cet abcès renfermait du pus blanc grisâtre, mélangé à des détritus de substance cérébrale : l'ouverture avait 1 pouce de long sur 7 lignes de large. Au-dessous et en arrière se trouvait un foyer hémorrhagique de 2 lignes de diamètre, parfaitement circonscrit, renfermant des grumeaux de sang mélangés à une petite quantité de pus. Le fond du foyer était rouge et couvert de quelques granulations. Le nerf moteur oculaire commun gauche, qui était distant d'une ligne du fond de l'ouverture de l'abcès, naissait du pédoncule, plus en avant de 5 lignes que son homologue; sa structure n'était nullement altérée; il en était de même du cerveau, de la protubérance et du cervelet.

Au lieu d'une hémorrhagie, ce peut être un ramollissement envahissant la protubérance annulaire.

Nous empruntons l'observation suivante à la thèse de M. Carrève (*loc. cit.*).

Observation IV.

Ramollissement de l'hémisphère gauche et du pédoncule cérébral du locus niger de Sœmmering.— Ramollissement du moteur oculaire commun avec paralysie gauche. — Mort. — Autopsie.

Amanda V..., 27 ans, lymphatique, entre, le 23 novembre 1858, à l'Hôtel-Dieu, chez M. Rostan, salle Saint-Antoine, n° 8.

A son entrée, signes de chloro-anémie qui s'améliorent. Le 20 décembre, après une contrariété, elle éprouve du malaise, de la céphalalgie frontale, etc., éblouissements, bourdonnements. On les combattit par des révulsifs cutanés qui ne firent rien.

25 décembre. A la visite, on trouve une paralysie du moteur oculaire commun *gauche* (ptosis, strabisme, etc.); en même temps léger affaiblissement dans le membre supérieur *droit*. La sensibilité est intacte, ainsi que l'intelligence. Saignée de 250 grammes, révulsifs cutanés.

Le 26. Il y a perte de l'intelligence; les mouvements et la sensibilité sont conservés. Le pouls est ralenti; la saignée de la veille est recouverte d'une légère couenne inflammatoire.

Le 27. La malade est dans le *coma* le plus complet. Le pouls, assez régulier, ne bat que 56 par minute; peau très-chaude.

Le 29. Morte à quatre heures.

Autopsie. — Légère injection des méninges. L'hémisphère du côté gauche est un peu ramolli, ainsi que le pédoncule cérébral du même côté. Le *locus niger de Sœmmering* est réduit en bouillie; le nerf moteur oculaire commun gauche participe au ramollissement.

Pour les tumeurs, nous pourrons citer quelques observations. Une de tubercule du pédoncule cérébral, publiée par M. Axenfeld : in *Union médicale*, 1853; une autre, d'abcès du cerveau, ayant donné lieu à une paralysie de la troisième paire (Detmotz, *Arch. gén. de méd.*, 1851). Enfin nous reproduisons ici un cas de tumeur du pont de Varole, publié dans la thèse de Lacroze (*loc. cit.*).

OBSERVATION V.

Tumeur du pont de Varole. — Mort. — Autopsie.

Un jeune homme de 15 ans ressentait une douleur profonde dans la tête : au bout de six mois, la parole devint inarticulée; il eut ensuite trois attaques de convulsions, qui durèrent chacune de dix à quinze minutes; la dernière fut suivie d'une paralysie du côté droit, qui disparut le lendemain; il mourut dans le coma, après avoir eu, pendant un autre mois, des attaques répétées de convulsions, une chute des paupières, une grande difficulté dans la prononciation, et du délire.

A l'autopsie, on trouva 4 onces de liquide dans les ventricules, une tumeur du volume d'une fève, qui occupait le côté gauche du pont de Varole; la substance cérébrale était ramollie et approchait de l'état de suppuration.

Quant aux tumeurs syphilitiques occupant la substance même du cerveau et donnant lieu à une altération des racines du nerf, nous n'avons pu dans les auteurs trouver d'autopsies. Dans tous les cas cités, il y avait compression plus ou moins directe du nerf; aussi jugeons-nous, pour éviter des redites, utile de reporter la description des observations à l'autre série de causes.

Il nous reste enfin, pour terminer cette énumération, à parler de la sclérose et de la paralysie générale. On sait que dans la sclérose en plaques, dans celle de la moelle, on trouve souvent au début une paralysie de la troisième paire, à marche quelquefois intermittente, et que souvent à l'autopsie on trouve la sclérose de la protubérance et du nerf; dans ces cas, le tissu connectif en prolifération comprime le nerf à sa racine et la paralysie est produite.

Nous rapportons ici une observation extraite de la thèse intéressante du Dr Paul Dubois (Étude sur quelques points de l'ataxie locomotrice progressive (Paris, 1868).

OBSERVATION VI.

Ataxie locomotrice. — Artropathie. — Fièvres intermittentes. — Chlorose. — Douleurs vagues dans la tête. — Roideur des pieds. — Douleurs dans les genoux. — Faiblesse des jambes. — Douleurs fulgurantes. — Incoordination des mouvements. — Affaiblissement de la vue. — Paralysies des nerfs moteurs à gauche. — Douleurs dans les membres supérieurs. — Arthrite de l'épaule gauche.

La nommée B... (Françoise-Victorine), âgée de 49 ans, entre à la Salpétrière, service de M. Charcot, le 1er mai 1867.

Elle est née à Lorient, où elle est restée jusqu'en 1864. Son père serait mort il y a dix-huit mois, d'une attaque apoplectique. La mère aurait succombé à 45 ans, au moment de la ménaupose. Un frère, marin, s'est noyé à 21 ans, par accident. De deux sœurs, l'une est morte de la poitrine, à Necker; l'autre, plus âgée que notre malade, jouit d'une bonne santé. Aucun membre de la famille n'aurait eu d'attaques de nerfs.

B... n'aurait eu, dans l'enfance, ni gourmes, ni accidents convulsifs. Pâles couleurs à 16 ans, puis fièvres intermittentes au début, revenant tous les deux jours, et plus tard, tous les trois jours. Réglée facilement et régulièrement à 17 ans : les règles, peu abondantes, duraient trois à quatre jours, sans douleurs, et n'étaient pas précédées ou suivies de pertes blanches.

Mariée à 21 ans, elle a eu trois enfants. Un seul survit, c'est une fille âgée de 27 ans, laquelle est bien portante. A partir de son dernier accouchement qui a été pénible, la malade a éprouvé des douleurs vagues dans la tête. « Il lui semblait qu'on l'enlevait de terre. » Cette sensation lui causait des frayeurs, et lorsqu'elle sortait lui faisait redouter des accidents. Jamais de maladie grave, jamais de rhumatisme.

A 39 ans, elle s'est aperçue que les cous-de-pied devenaient roides, ce qui rendait la marche plus difficile. Peu après sont apparues des douleurs dans les genoux et de la faiblesse dans les jambes. Bientôt elle n'a pu marcher que soutenue par les bras (43 ans). Elle est alors entrée à l'hôpital Saint-Louis, d'où elle est sortie au bout de deux mois, sans amélioration. Dès cette époque sont survenues des douleurs fulgurantes. Elles se montraient par crises, traversaient les genoux, les jambes ou les cuisses « comme des éclairs. » D'un autre côté, elle ressentait dans les pieds des douleurs constrictives; son pied lui semblait pris dans un étau. Ces deux espèces de douleurs, qui existaien aussi bien à droite qu'à gauche, disparaissaient rapidement.

D'autres fois, elle éprouvait des douleurs fulgurantes, apparaissant par crises, occupant tantôt toute la jambe, tantôt la cuisse et persistant pendant quarante-huit heures avec des exaspérations. A 45 ans, la marche était tout à fait impossible. En 1865 elle est étonnée, en se réveillant, *de voir qu'elle a une chute de la paupière supérieure gauche, avec strabisme externe;* mais déjà la vue s'était affaiblie, sans qu'elle pût lire encore sans lunettes. Elle n'avait d'ailleurs aucun trouble de la vision. A la même date, elle aurait perdu la notion de la position, des membres inférieurs. Jusqu'à son entrée à la Salpêtrière, la malade, chez elle, restait assise; elle sentait très-bien la résistance du sol, elle n'avait pas de douleurs en ceinture, mais, de temps en temps, elle éprouvait dans les côtés du thorax des douleurs «comme si on lui enfonçait une côte.» Ces douleurs, qui s'effaçaient très-vite, la faisaient sauter.

Depuis cinq ans environ, la malade déclare avoir fréquemment le bout des doigts comme morts et ne pouvoir saisir les petits objets: une épingle, par exemple. Jusqu'à son entrée à la Salpêtrière, elle se servait assez bien de ses bras. Les fonctions respiratoires et circulatoires s'accomplissaient normalement. La malade a toujours été maigre; appétit passable; constipation habituelle.

État actuel. — 27 avril 1868. Les membres inférieurs sont également amaigris, incoordination des mouvements, pas de notion de position; parfois la malade est obligée de chercher ses jambes et prend la gauche pour la droite. La force musculaire est conservée, mais un peu moins bien à gauche.

La vue est affaiblie, plus à gauche qu'à droite; à gauche, strabisme externe, chute de la paupière supérieure, que la malade peut néanmoins relever. La pupille droite est légèrement dilatée, la gauche normale; toutes les deux sont peu contractiles. Larmoiement surtout à gauche, quand la malade lit pendant quelque temps. Parfois déployée. Pas d'autre trouble de la vision. Point de céphalalgie; intelligence nette; le caractère n'a pas subi de modification notable.

Pour la paralysie générale, cette paralysie ne survient généralement que quand l'altération a envahi la moelle allongée, c'est-à-dire souvent à une époque éloignée. Cependant nous pouvons citer une observation communiquée par M. Falret (insérée in *Annales médico-psycholo-*

giques, t. III, série 4ᵉ), dans laquelle la paralysie de la troisième paire avait précédé la paralysie générale, sans pouvoir cependant s'y rattacher entièrement :

OBSERVATION VIII.

Une malade, artiste dramatique dans les théâtres de la banlieue de Paris, fut admise en 1846 dans le service d'Aug. Bérard, à l'hôpital de la Pitié, pour une paralysie de la troisième paire cérébrale avec mydriase, chute de la paupière supérieure, strabisme externe, etc. Elle fut même l'objet de plusieurs leçons cliniques de ce si regrettable professeur, qui, après avoir éliminé toutes les causes locales possibles de cette paralysie du moteur oculaire commun, avait conclu à l'existence d'une affection cérébrale, comme cause de cette paralysie localisée. 3 ou 4 ans plus tard environ, cette même malade fut admise, comme aliénée paralytique, dans le service de M. Falret, à la Salpêtrière. Elle présentait tous les caractères de paralysie générale type, sous la forme de satisfaction générale, avec idées de grandeurs mais sans grande excitation. Elle est peu à peu tombée dans la démence et a parcouru les phases ordinaires de la paralysie générale. Elle est morte au bout de plusieurs années dans des attaques convulsives.

A l'autopsie, ramollissement de la couche corticale du cerveau.

Nous venons de voir une seule partie de la question ; dans ces cas le nerf était intact dans son trajet, mais dans la seconde série des faits que nous allons citer, le nerf présente des modifications, des altérations, mettant obstacle à ses propriétés fonctionnelles. Ces altérations du deuxième groupe peuvent tenir du nerf lui-même, ou bien au contraire, agir seulement mécaniquement par une action de voisinage.

Les lésions du nerf donnant lieu à des paralysies de la troisième paire sont : les névrômes (Wills), le cancer primitif (Legendre), les névrites (de Graefe), dégénérescence du nerf (Struthers). Celles qui, au contraire, produisent des désordres par le voisinage, soit sur les tumeurs, comme les anévrysmes des artères de la base (communicante postérieure, ophthalmique, anévrysme artérioso-veineux); les tumeurs solides, venant du crâne ou de l'orbite; les exostoses, la carie, la périostose, les gommes syphilitiques et enfin le traumatisme qui joue un rôle mécanique important.

Suivant la même marche que pour le groupe précédent, nous allons succinctement les passer en revue, en donnant à l'appui, quelques observations qui nous ont paru dignes d'intérêt.

Pour les névrites, la question est loin d'être tranchée, et, comme dit Wecker (*Traité théorique et pratique des maladies des yeux;* Paris, 1868): « Quant à savoir si le nerf optique est susceptible d'être envahi par une inflammation développée dans le voisinage, c'est une question non résolue. Évidemment il y aurait dans ces circonstances une cause de paralysie complète et irrémédiable. Quelques auteurs admettent cette névrite et prétendent l'avoir vue coïncider avec des apoplexies capillaires du tissu nerveux enflammé. » (Türk.)

L'observation suivante, empruntée aux Bulletins de la Société anatomique, 1858, et publiée par Legendre, montre un exemple d'encéphaloïde du nerf moteur oculaire commun.

OBSERVATION IX.

Au n° 20 de la salle Saint-Eugène, à Saint-Louis, est couché le nommé Lepreux, 37 ans, de taille et force moyenne, cocher aux Petites-Voitures.

Il y a deux mois, sa voiture ayant versé, il tombe de son siége sur le pavé et se fait à la partie supérieure, externe et droite du front, une plaie d'un pouce et une contusion à la hanche droite. La chute se fit sans perte de connaissance ni d'épistaxis. Huit jours après son accident, un matin, levé, il perd connaissance et reste ainsi 15 à 20 minutes à revenir à lui; il y a hémiplégie à droite, la sensibilité y persistant : les accidents diminuèrent et se réduisirent à une faiblesse du côté droit du corps, qui l'a amené à Saint-Louis, espérant des bains.

Il entre le 30 octobre.

État actuel. — Pas de céphalalgie. La paupière gauche presque abaissée devant l'œil, mais peut se lever par la volonté, puis retomber: la vision est faible de ce côté et la paupière dilatée, non contractée : il remarque une main à une certaine distance et compte les doigts; le globe de l'œil immobile au centre de l'orbite, la cornée regarde en avant.

En même temps, l'hémiplégie à gauche, surtout dans les jours derniers; la paupière s'abaisse de plus en plus, la pupille est plus dilatée, mais insensible à la lumière. Rien à droite.

De temps en temps, grincement de dents, contracture des bras, des ambes et mouvements automatiques.

Agitation, puis collapsus et mort.

Autopsie, quarante heures après la mort.

Rien dans les cavités thoraciques et abdominales. Dans la cavité crânienne et le tissu cellulaire sous-arachnoïdien, il y a une infiltration de sérosité citrine, 3 onces. Substance cérébrale pâle, humide, ramollie à la surface. Mais surtout : 1° après un trajet de 6 lignes après son origine apparente, le nerf moteur oculaire commun gauche est converti jusqu'à la fente sphénoïdale en une tumeur arrondie, du diamètre d'une ligne; tumeur grisâtre avec une foule de petites ecchymoses assez fermes, cédant au doigt et marquant l'encéphaloïde. La tumeur n'est traversée par aucun nerf.

2° A droite, 3 lignes après l'origine apparente du nerf, se trouve une tumeur semblable *et ayant en arrière quelques filaments nerveux qui* l'innervent. Le nerf optique gauche est sain. Le droit est, dans la moitié postérieure converti en tissu grisâtre gélatiniforme. La glande pituitaire et sa tige sont devenues un tissu grisâtre, ferme comme celui des nerfs moteurs oculaires.

Le *nerf moteur oculaire commun à gauche*, au delà de la tumeur au niveau des muscles de l'orbite, est sans altération ni de couleur, ni de consistance.

Pour les autres causes nous ne pouvons répéter ce que nous avons dit plus haut; il nous suffira de citer quelques observations.

OBSERVATION X.

Anévrysme de la communicante postérieure gauche. — Blépharoptose. — Mort subite avec paupière relevée.

Observation publiée par le Dr Ch. Hare, dans le *London Journal of med.*, 1850.

Jeune fille de 18 ans, modiste, entrée à l'hôpital pour une blépharoptose. En 1848, eut une affection cérébrale, début par douleur de tête, bientôt suivie de manie furieuse, ayant exigé son transport dans un hôpital. Elle délira longtemps et fit un séjour de trois mois. Depuis, elle est toujours sujette à des maux de tête occupant des positions variées. Peu à peu, la céphalalgie très-fréquente finit par revenir tous les jours. De temps en temps, elle a des vertiges et est près de s'affaisser; du reste, elle n'a ni perte de connaissance, ni paralysie, ni engourdissement dans les jambes.

Tout d'un coup elle s'aperçoit que sa vue se trouble et que la paupière supérieure gauche tombait devant l'œil progressivement. Cette blépharoptose persista malgré un traitement.

La malade, à son entrée, est pâle, fatiguée, l'œil gauche est plus proéminent, à cause de l'hypérémie et de la rougeur de la peau. Pas de conjonctivite ni d'épiphora. En soulevant la paupière, on voit un strabisme externe fixe; l'œil se meut fort légèrement à droite, par suite des mouvements de l'oblique supérieur. L'iris est dilaté et insensible. Élancements dans la paupière gauche. L'intelligence et les sens sont intacts, seulement la vue à gauche est affaiblie.

La menstruation a toujours été régulière.

La malade meurt subitement et au mêm momen la paupière se relève.

Autopsie. — Paupière relevée, pupille dilatée, vaisseaux de la dure-mère gorgés de sang, dure-mère opaque, pie-mère congestionnée, cerveau présentant une coloration d'un rose vif. A la base, congestion de la pie-mère très-intense, et dans la moitié postérieure de chaque lobe antérieur, cette membrane est d'un rouge uniforme. Sous l'arachnoïde à ce niveau, un caillot sanguin volumineux s'étendant depuis la commissure des nerfs optiques, où il était plus épais, jusqu'au pont de Varole, en arrière et de chaque côté de la moelle allongée. Le caillot remplit le quatrième ventricule. Ce caillot est gélatiniforme et rouge foncé. Dans les ventricules latéraux se trouve une sérosité sanguinolente. Un très-petit caillot dans l'un d'eux, septum lucidum déchiré, corps striés et couches optiques un peu ramollies. Près de l'extrémité antérieure de la communicante postérieure gauche et à peu de distance de sa jonction avec la carotide, il y avait un anévrysme, ayant le volume d'un petit œuf, dont le grand axe était dans la direction du vaisseau. Des caillots mous et noirs le remplissaient. Une fissure avait donné lieu à l'hémorrhagie.

La *troisième paire* nerveuse droite normale; la gauche, au moment où elle croisait la communicante postérieure au niveau de la dilatation, est atrophiée ; les filets sont étalés ; au delà, le nerf reprenait son volume.

OBSERVATION XI.

Publiée dans les Bulletins de la Société anatomique de 1842, par M. Delpech, interne des hôpitaux, actuellement médecin de l'hôpital Necker.

Anévrysme de la cérébrale postérieure, au point où la communicante postérieure vient s'anastomoser avec le tronc basiliaire pour la constituer. — Névrites. — Paralysie de la troisième paire et de la cinquième.

Marguerite F..., 20 ans, couturière, entre, le 1er novembre 1841, à la Pitié.

En septembre 1841, pendant la défécation, elle eut une perte de connaissance et roula à terre; elle revint à elle rapidement.

État actuel. — Paupière supérieure gauche abaissée, ne peut être relevée. Quand on la soulève, on observe un strabisme externe fixe. L'œil droit est régulier, la pupille est dilatée et immobile.

Vision moins parfaite qu'avant l'accident.

Morte le 26 février.

Autopsie. — A la base du cerveau, entre le chiasma, le lobe moyen, le pédoncule et la protubérance, se voit une tumeur du volume d'un œuf de pigeon, rougeâtre.

Elle plonge dans la grande excavation médiane du cerveau ; adhérence entre elle et la troisième paire gauche à son point d'émergence. Le nerf reparaît au delà rougeâtre, mou et moins volumineux que l'opposé. La cinqnième paire n'a pas autant souffert de la compression exercée sur elle; mais au point où elle croise les pédoncules, avant d'arriver au ganglion de Gasser, elle est aplatie, rouge, et les fibres sont plus molles que de l'autre côté. Les rapports avec les artères ne sont pas moins importants, le tronc basilaire est entraîné sous la tumeur, et l'on voit en avant la communicante postérieure ramper à la surface. Les deux artères se succèdent au niveau d'une petite ampoule plus grande que le reste de la tumeur. La tumeur n'était retenue inférieurement par aucune adhérence, mais les rapports de l'excavation médiane du cerveau étaient altérés. En avant, aplatissement léger du nerf optique du côté gauche; en arrière du chiasma, aplatissement considérable du tubercule mamillaire gauche, qui est fortement refoulé à droite, jusqu'à occuper la ligne médiane, tandis que le droit est porté sur l'optique droit. Le pédoncule cérébral droit n'a rien, tandis que le gauche est déprimé, aplati, le tissu encéphalique ramolli, jaunâtre, soulevé par un filet d'eau. Espace interpédonculaire agrandi, cavité cupuliforme où se logeait la tumeur. Rien au troisième ventricule et au corps calleux. La protubérance annulaire est creusée à gauche par une dépression en forme de gouttière, s'étendant dans toute sa partie inférieure, depuis la cinquième paire jusqu'à la ligne médiane et au delà. La tumeur est dure, ovoïde, sa grande extrémité à gauche et en bas, sa petite à droite et en haut. Au niveau de la protubérance est une gouttière. Tunique celluleuse, résistante et très-épaisse, tapissée à partie inférieure par une couche mince de tissu cellulaire provenant des méninges. En dedans, couches fibrineuses d'autant plus friables qu'on les examine plus près d'une petite cavité, autour de laquelle elles sont disposées concentriquement; on voyait dans cette petite cavité un caillot nouvellement formé.

Le stylet est porté par le tronc basilaire jusqu'à la communicante postérieure. En passant dans l'espèce de dilatation ampullaire déjà signalée à leur point d'anastomose, on voit au-dessus de ce point une ouverture arrondie et garnie d'une membrane lisse: c'est à l'ouverture de l'anévrysme. Les adhérences internes du caillot organisé avec l'enveloppe rendaient difficile de suivre la disposition des tuniques artérielles. Les nerfs, examinés au delà de la tumeur, sont plus rouges, moins volumineux qu'avant. Les muscles de l'œil sont atrophiés, jaunâtres.

Dans la thèse de M. Gougenheim, nous trouvons également deux autres observations, l'une de France (*Guy's hospital reports*, t. IV, de la 2e série, p. 46), d'anévrysme

(1) Des tumeurs anévrysmales des artères du cerveau; thèse de Paris, 1866.

de la communicante postérieure avec blépharoptose ; l'autre de M. Bigot, in *Journal de médecine*, publié par la Société des sciences médicales et naturelles de Bruxelles, sur un anévrysme de la carotide interne. Nous renvoyons à ce travail où on pourra les lire avec intérêt.

OBSERVATION XII.

Hémorrhagie au niveau de la fente sphénoïdale gauche. — Paralysie de la troisième paire. — Mort. — Autopsie.

Le 7 janvier 1858, est entrée à l'Hôtel-Dieu, salle Saint-Antoine, n° 22, au service de M. le professeur Rostan, la nommée T..., âgée de 72 ans, d'une bonne constitution, ayant toujours joui d'une bonne santé.

Cette malade était entrée, le 26 décembre 1857, dans le service de M. Boyer, salle Saint-Paul, à la suite d'une chute dans laquelle elle s'était fait une large plaie à la région frontale ; il y a en même temps ecchymose et ptosis de la paupière supérieure du côté gauche ; à son entrée on constate les symptômes suivants :

La plaie est cicatrisée ; l'ecchymose a disparu, mais la blépharoptose a reparu ; la vision n'est pas notablement altérée du côté gauche, mais l'œil est immobile, il est un peu plus saillant que celui du côté opposé ; la pupille est dilatée et immobile ; la peau du front, du nez et des paupières est complétement insensible. Pas de maladies antérieures ; cependant, depuis deux ans la malade éprouve souvent des maux de tête.

Diagnostic. — Paralysie de tous les nerfs de l'œil, causée par un caillot sanguin qui les comprime au niveau de la fente sphénoïdale. — Révulsifs cutanés.

Le 10 janvier. On constate un érysipèle du côté gauche de la face.

Le 12. L'érysipèle a envahi le cuir chevelu du côté gauche.

Le 15. Phlegmon de la paupière gauche.

Le 17. La paupière s'est ulcérée ; fièvre intense, coma, délire ; l'érysipèle a gagné le côté droit.

Le 18. La malade succombe à cinq heures du soir.

Autopsie. — Caillot assez volumineux au niveau de la fente sphénoïdale gauche et déprimant tous les nerfs qui le traversent pour pénétrer dans l'orbite ; de plus, il y avait du pus dans la cavité orbitaire.

Nous arrivons maintenant aux causes traumatiques et aux tumeurs du crâne ou de l'orbite.

OBSERVATION XIII.

(Chassaignac, Gazette des hôpitaux.)

Coup de fleuret dans l'œil droit.— Plaie. — Amaurose. — Paralysie de la troisième paire.

Le nommé C.-Auguste Carrier, âgé de 45 ans, entre le 4 septembre à la Charité, pour une pneumonie.

Ce malade étant au service reçut dans l'œil droit, en s'exerçant à faire des armes, un coup de fleuret qui lui fit une plaie pour laquelle il resta quatre mois à l'hôpital. Aujourd'hui cet œil est amaurotique et affecté d'un strabisme divergent. Quand on tient l'œil sain fermé pendant qu'on ouvre et qu'on ferme alternativement l'œil blessé, la pupille de l'œil malade reste complétement immobile ; elle ne se contracte ni ne se dilate. Si au contraire on répète l'expérience, l'œil sain étant ouvert, on voit la pupille de l'œil malade se contracter d'une manière évidente. De plus, il y a chez ce malade une paralysie de la paupière droite.

OBSERVATION XIV.

Paralysie de cause syphilitique des deux yeux. — Gomme de l'encéphale. — Mort. Autopsie.

Publiée in Union médicale, 1860, par le Dr Baudot.

Le sujet, homme de 61 ans, avait contracté un chancre à l'âge de 18 ans, et n'avait plus présenté depuis d'autres manifestations syphilitiques, lorsqu'il y a un an, la série des accidents paralytiques débuta par une vive céphalalgie, dureté de l'ouïe; puis successivement *strabisme divergent*, *diplopie*, paralysie du voile du palais et paraplégie.

A son entrée dans le service de M. Hérard, salle Saint-Landry, n° 24, le malade présente l'état suivant : On constate la paralysie des deux releveurs de la paupière, un strabisme divergent très-prononcé, la dilatation des pupilles, en même temps que leur immobilité et leur insensibilité presque complète à la lumière ; l'ouïe était beaucoup plus dure à droite qu'à gauche ; les deux jambes, très-faibles, pouvaient à peine soutenir le poids du corps (le malade avait été apporté sur un brancard); la sensibilité générale était intacte, excepté dans l'aile droite du nez et dans les portions voisines de la joue et de la lèvre supérieure, où le malade accusait une sorte d'engourdissement.

Enfin on remarquait à gauche, derrière l'angle de la mâchoire et un peu au-dessous, une tumeur dure, de la grosseur d'un œuf de dinde, non adhérente à la peau, peu mobile sur les tissus profonds, paraissant formée de plusieurs tumeurs plus petites pressées les unes contre les autres, faisant saillie dans la cavité du pharynx, où elles repoussaient au devant et à droite le pilier postérieur du voile du palais : cette tumeur était peu douloureuse à la pression.

Le malade se plaignait aussi d'embarras passagers de la parole, et cela depuis la deuxième attaque de la céphalalgie.

A l'inspection de la bouche, on découvrit sur la ligne médiane de la voûte palatine une rougeur circonscrite, légèrement saillante, peu douloureuse; elle était arrondie, et du diamètre d'une pièce de 20 francs.

Assez bon appétit, pas de fièvre ; miction et défécation normales ; intelligence intacte et assez développée ; sommeil la nuit.

M. Hérard, trouvant dans les antécédents du malade et dans l'ensemble des symptômes observés des motifs suffisants pour admettre la nature syphilitique de cette paralysie, ordonna l'iodure de potassium à la dose de 0,50 ; cette dose est rapidement portée à 2 gr.

Au bout de dix jours, la paupière gauche commençait déjà à se relever; bientôt l'œil lui-même devint un peu mobile ; l'amélioration était si rapide qu'en une semaine au plus l'œil et la paupière étaient revenus à leur état normal.

Le malade quitte l'hôpital le 3 novembre, après un séjour d'à peu près six semaines, considérablement amélioré. Les objets ne paraissent plus inclinés, mais la vue est encore un peu trouble; les pupilles sont égales et non dilatées ; les mouvements se font bien et en tous sens, même pour l'œil droit. Il n'y a presque plus d'engourdissement dans les parties de la face qui en étaient atteintes. La tumeur extérieure diminue toujours ; la marche est facile.

Ce malade entré à l'hôpital, dans le service de M. Hérard, le 25 janvier 1859, est mort quelques heures après son entrée.

L'autopsie ayant été faite, la tumeur fut examinée par M. Robin, qui y reconnut tous les caractères des tumeurs gommeuses. Nous en donnons plus bas les détails; M. Hérard eut la bienveillance d'ajouter la note suivante à la pièce anatomique :

« Le malade, après être sorti le 3 novembre 1858, dans un état d'amélioration considérable, est venu mourir, le 25 janvier 1859, dans une sorte d'état comateux, après quelques jours de malaise et de récidives, d'accidents de faiblesse et de somnolences. »

Comme résultat de l'autopsie, outre la pièce envoyée, rien autre chose à noter, si ce n'est une congestion généralisée des méninges avec ramollissement de la surface cérébrale, des *pédoncules cérébraux*, en particulier des ventricules ; aucune lésion importante dans les viscères, si ce n'est une congestion des poumons et du foie.

Autopsie. Crâne et face, séparés en deux; il ne reste que la moitié gauche ; seulement la scie n'a pas entamé la ligne médiane, et a laissé intacte la cloison des fosses nasales et le corps du sphénoïde, ainsi que l'apophyse basilaire. L'altération se fait remarquer en arrière des fosses nasales et à la base du crâne.

Face supérieure. La base donne une tumeur molle d'une part, à la partie antérieure de la selle turcique, au milieu de l'apophyse basilaire, et, d'autre part, occupant latéralement toute la largeur du corps du sphénoïde. En avant, apophyses clinoïdes antérieures détruites. Trous optiques non oblitérés, mais entourés par le tissu ramolli de la tumeur.

En arrière du trou optique, on trouve la terminaison antérieure de l'artère carotide primitive qui ne semble nullement altérée.

Observation XV.

Strabisme externe. — Douleurs ostéocopes symptomatiques de syphilis. — Exostose syphilitique. — Compression de la troisième paire

Le 2 août 1852, est entrée, salle Saint-Jean, n° 8, la nommée Rose Bourgonien, couturière, âgée de 28 ans.

Il y a dix ans, cette malade est entrée à Lourcine pour un chancre qu'elle portait à la lèvre gauche : on l'a cautérisée, et huit jours après elle sortait guérie ; elle a pris, pour tout traitement général, 10 pilules de mercure. Dans le même temps, elle a eu la gale, dont elle a été guérie à l'hôpital Saint-Louis. Il y a deux ans, il lui est survenu à la partie supérieure du cou une tache d'un brun foncé, qui a été toujours en grandissant et est descendue sur la poitrine, dans le dos, etc. Aujourd'hui cette tache occupe la partie supérieure du tronc et remonte sur le cou. Sa limite est onduleuse comme une carte géographique : l'épiderme s'enlève par écailles furfuracées. Cette tache est avoisinée par quelques autres plus petites. Il y a trois mois, la malade a éprouvé des douleurs de tête très-violentes, profondes, et siégeant dans la région orbitaire droite ; elle a fait des applications d'eau sédative. Trois semaines après se sont manifestés quelques troubles de la vision du côté de l'œil gauche ; elle voyait les objets violets avec cet œil ; puis bientôt la vue s'est considérablement affaiblie. Cependant l'œil droit, quoique toujours douloureux, ne présentait aucun trouble de la vue. La maladie de l'œil gauche faisait des progrès; les objets étaient vus très-rapprochés; *diplopie* quand la malade veut regarder des deux yeux ; *quand elle regarde horizontalement*, elle voit les objets dans leur position normale ; *si, au contraire, elle regarde en bas* (par exemple lorsqu'elle descend un escalier), elle voit, dit-elle, les objets en biais et inclinés ; l'inclinaison siége à gauche, c'est-à-dire du côté de l'œil malade. L'extrémité supérieure de l'objet est dirigée à gauche, l'inférieure à droite. Quelques jours avant son entrée, la malade s'est aperçue d'un défaut de convergence dans les deux yeux.

Voici quel est son état actuel :

Le prolapsus de la paupière est très-peu prononcé; immobilité complète de la pupille qui est assez dilatée. Il y a strabisme externe si on dit à la malade de regarder à droite. Les deux yeux ne sont pas tout à fait en rapport lorsqu'on dit à la malade de regarder en haut ou en bas. Si elle regarde en haut, la pupille gauche se dirige un peu en bas et en dehors. Si on dit à la malade de regarder un point fixe, et si on lui fait incliner alternativement la tête sur l'une et l'autre épaule, on ne perçoit pas de divergence dans l'axe des deux yeux, le mouvement de rotation autour de l'axe antéro-postérieur se produit.

Avant d'entrer à l'hôpital, elle avait suivi le traitement suivant :

Pédiluve sinapisé, 30 sangsues derrière l'oreille gauche, une bouteille d'eau de Sedlitz. Sous l'influence de ce traitement, son état s'était légèrement amélioré : sa vue était meilleure, le strabisme semblait moins fort.

Depuis qu'elle est à l'hôpital, M. Michon lui fait prendre tous les jours 3 gr. d'iodure de potassium, et un pot de tisane de salsepareille.

Après quatre jours de ce traitement, amélioration considérable, plus de maux de tête, le strabisme externe a diminué, les troubles de la vision aussi, brouillard encore assez intense. Quelques jours après, le strabisme a presque entièrement disparu ; la vision est plus nette, pourtant elle est toujours trouble ; le brouillard persiste ; la malade est encore obligée de fermer l'œil gauche pour voir distinctement.

Cependant, il n'y a plus de diplopie. Quand on lui dit de tourner l'œil malade en bas et en dedans, la pupille descend beaucoup plus bas que du côté droit. Il n'y a pas de paralysie des obliques. Sous l'empire de ce traitement, les taches du cou ont aussi pâli. Quelques jours après, c'est-à-dire après vingt-cinq jours de traitement antisyphilitique, il n'y a plus aucune trace de strabisme ; la douleur n'a plus reparu ; le brouillard est beaucoup moins louche : la malade reconnait les objets; lorsqu'elle ferme l'œil, elle distingue bien les lettres, elle peut lire. Elle sort presque entièrement guérie le 27. On lui recommande avec soin de continuer son traitement.

Observation XVI.

Paralysie incomplète syphilitique. — Exostose orbitaire. — Guérison.

Eugène B..., 38 ans, instituteur, entre à l'hôpital au mois de janvier 1847. Le malade demande son entrée pour être guéri d'une necrose de l'articulation du coude. Pendant le temps que le malade séjourne à l'hôpital, M. Nélaton remarque qu'il est affecté de blépharoptose du côté droit. Il y a, chez ce malade, impossibilité complète de relever la paupière supérieure, et cela depuis un temps assez long pour qu'il ne s'en occupe plus. La vision n'est nullement altérée. Il voit aussi bien de l'œil droit que de l'œil gauche. Après avoir interrogé le malade sur les causes auxquelles il peut attribuer cette affection, qui est venue très-lentement, il finit par avouer qu'il a eu, il y a plusieurs années, deux chancres indurés qui se sont guéris assez vite, mais que depuis il a toujours conservé des douleurs ostéoscopes, surtout dans la région frontale. M. Nélaton pensa que la paralysie de la paupière supérieure provenait de quelque exostose qui devait comprimer le rameau qui se rend au releveur de la paupière supérieure. Le malade fut soumis à un traitement antisyphilitique. Les pouleurs ostéocopes disparurent et la paupière se releva peu à peu. A sa sortie le malade était complétement guéri.

Observation XVII.

Kyste osseux de l'os frontal, proéminent à la paupière supérieure.
(Extrait du livre de M. Demarquay Des tumeurs de l'orbite.)

Le 5 octobre 1851, est entré à l'Hôtel-Dieu (salle Sainte-Marthe), n° 8, un ecclésiastique des environs de Nantes, 44 ans. Il prétend avoir vu paraître, il y a une dizaine d'années, une petite tumeur à la partie externe de l'os frontal droit, dans le voisinage de l'apophyse orbitaire externe. Cette tumeur était indolente et n'attira pas longtemps son attention.

Il y a quatre ans que la paupière supérieure du même côté (à droite) à commencé à gonfler vers la partie externe; puis le gonflement a gagné et s'est étendu à toute la paupière, qui, par suite, a perdu ses mouvements et la possibilité de mettre l'œil à découvert.

La tumeur occupe toute la partie supérieure ; elle présente, en quelques points des parties dures et osseuses qui se continuent manifestement avec le rebord orbitaire du frontal.

On pourrait croire à un kyste melicerique ou à une tumeur enkystée de la glande lacrymale à parois ossifiées, ou à un abcès entre l'os et le périoste, ou, ce qui était plus probable, à un kyste osseux. La tumeur présentait en outre une légère impulsion quand le malade se mouchait.

Je fais le 6 octobre une ponction exploratrice ; j'avais eu d'abord envie d'inciser largement, mais je craignais les érysipèles, qui régnaient en ce moment à l'Hôtel-Dieu. Il en est sorti un liquide jaune foncé, mélangé de quelques grumeaux et présentant des paillettes fines de cholestérine. Avec la petite canule du trocart, qui ne pénètre pas profondément dans l'orbite, j'ai senti la voûte orbitaire à nu dans une grande étendue, et après l'évacuation j'ai senti très-bien les lames osseuses descendant de l'os; c'était donc un kyste osseux développé sans doute entre le périoste et l'os, si l'on veut, un choleostome osseux.

Le 13. La tumeur s'étant reproduite, je fais une injection iodée. Je fais une première injection qui séjourne une minute et demie ou deux minutes au plus, puis une deuxième qui reste trois minutes et demie. Il y a dans la nuit suivante un peu de calme. Le lendemain la tumeur est remplie de nouveau et n'est pas plus grosse qu'elle l'était ; elle est douloureuse et rouge.

Les jours suivants, la tumeur a peu à peu diminué de volume, la paupière supérieure a pu s'ouvrir, et lorsque le malade a quitté l'hôpital, le 5 ou 6 novembre, il restait encore une saillie notable avec parois osseuses et impossibilité d'ouvrir complétement l'œil.

Ce malade est revenu à l'Hôtel-Dieu en septembre 1852 ; il pouvait encore ouvrir l'œil, mais peu, et la tumeur existait toujours; j'ai fait une nouvelle ponction; il en est sorti un liquide épais, rougeâtre, et j'ai fait une nouvelle injection iodée, mais il en est entré peu dans la poche et je me suis aperçu qu'il s'en infiltrait dans le tissu cellulaire. Suppuration consécutive de la poche; deux ouvertures s'établissent sans accidents inflammatoires notables. A l'époque où il a quitté l'hôpital (24 octobre 1852) il ne restait plus qu'une seule ouverture fistuleuse et la tumeur s'était passablement affaissée.

Je ne l'ai plus revu depuis cette époque.

Du reste, pour faire mieux saisir l'ensemble de cette division et pour montrer les liens qui l'unissent à la paralysie du moteur commun, nous avons jugé convenable de joindre le tableau suivant, qui à lui seul semble résumer toutes les causes de l'affection qui nous occupe :

PARALYSIE DE LA TROISIÈME PAIRE.

1° IDIOPATHIQUE, INFLUENCE DU FROID, DE L'HUMIDITÉ.

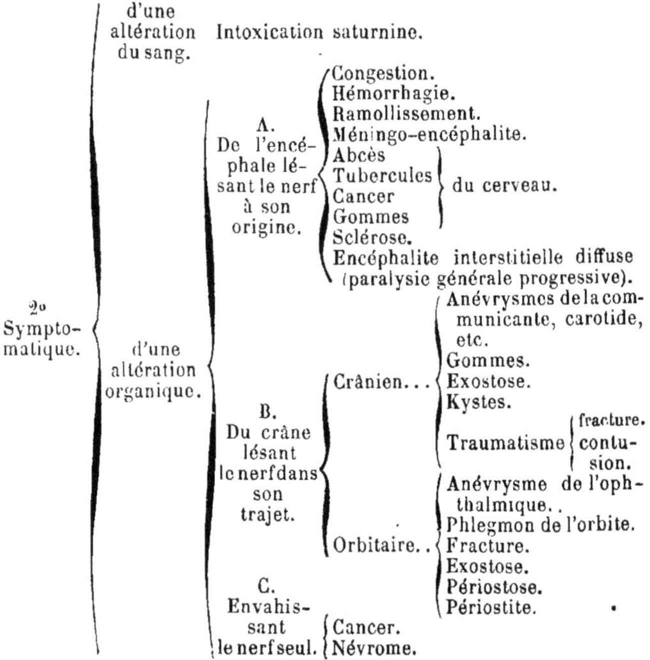

- 2° Symptomatique.
  - d'une altération du sang. — Intoxication saturnine.
  - d'une altération organique.
    - A. De l'encéphale lésant le nerf à son origine.
      - Congestion.
      - Hémorrhagie.
      - Ramollissement.
      - Méningo-encéphalite.
      - Abcès, Tubercules, Cancer, Gommes — du cerveau.
      - Sclérose.
      - Encéphalite interstitielle diffuse (paralysie générale progressive).
    - B. Du crâne lésant le nerf dans son trajet.
      - Crânien...
        - Anévrysmes de la communicante, carotide, etc.
        - Gommes.
        - Exostose.
        - Kystes.
        - Traumatisme — fracture. contusion.
      - Orbitaire..
        - Anévrysme de l'ophthalmique..
        - Phlegmon de l'orbite.
        - Fracture.
        - Exostose.
        - Périostose.
        - Périostite.
    - C. Envahissant le nerf seul.
      - Cancer.
      - Névrome.

Nous arrivons maintenant à l'anatomie pathologique. qui ici doit tenir une place restreinte, après la longue énumération des causes que nous avons donnée. On comprendra que nous ne pouvons faire l'histoire de toutes les altérations trouvées à l'autopsie d'individus morts de paralysie de la troisième paire: il nous suffira seulement d'énumérer les lésions propres à ce nerf.

Dans toute paralysie dont la durée a été un peu longue, on trouve des altérations anatomiques dans le nerf de la troisième paire ; c'est là un point qu'il faut établir au début et qui vient montrer dans la plupart des cas l'insuffisance de nos moyens thérapeutiques ; mais ces lésions ne sont pas toutes les mêmes. En effet, ce nerf peut être respecté, en ce sens qu'il ne présente pas de solution de continuité; mais souvent aussi on le trouve au milieu d'une tumeur, dissocié, rompu même, dans une grande étendue, et séparé ainsi de son centre trophique, ou bien réduit à un volume extrêmement mince.

Dans tous les cas, quand il est seulement comprimé pendant plus ou moins longtemps par une tumeur, ou bien quand les filets d'origine sont détruits, il subit toutes les altérations des nerfs en général, il s'atrophie, ses éléments subissent la dégénérescence graisseuse, et il devient à jamais impropre à remplir ses fonctions.

Les expériences de Waller, les recherches intéressantes de MM. Vulpian et Philipeaux sur la régénération des nerfs, nous font pour ainsi dire assister aux diverses modifications que ce nerf va subir dans les cas de compression.

Au début, la myéline des tubes devient granuleuse, elle se fragmente, se réunit en gouttelettes fines qui disparaissent au bout d'un certain temps, de telle façon qu'il ne reste que la gaîne de Schwann et le cylindre axis. Si la compression diminue (et c'est dans ces cas seulement qu'on constate la guérison), les éléments du nerf peuvent se reformer, il y a pour ainsi dire une nouvelle sécrétion de cette myéline qui se reforme vraisemblablement à la face interne de la gaîne de Schwann et es fonctions du nerf reparaissent; mais si, au contraire (et c'est malheureusement le cas le plus fréquent), cette régénération ne se fait plus, la gaîne s'affaisse, le cylindre axis disparaît, le tissu connectif qui relie les tubes devient le siége d'une prolifération qui étouffe ces derniers vestiges du nerf, ces éléments de nouvelle formation subissent la dégénérescence granulo-graisseuse avec sclérose secondaire, et alors les fonctions du nerf sont perdues à jamais, même quand la compression viendrait à cesser.

Les paralysies incomplètes s'expliquent facilement par la compression exclusive d'un des rameaux du nerf, mais il faut dans ce cas que la tumeur ou que la cause de la paralysie soit située sur un point éloigné de l'origine du nerf; aussi les cas les plus graves pour le pronostic sont-ils ceux où la lésion est située dans la protubérance, les pédoncules cérébraux, parce que les rapports du nerf avec l'encéphale sont détruits.

Cette lésion que nous venons de signaler ne sont pas les seules qui puissent atteindre le nerf de la troisième paire; en effet, dans l'ataxie locomotrice, la paralysie générale, dans les névromes, nous voyons d'autres altérations que nous allons indiquer.

Dans une observation d'ataxie locomotrice publiée (*Arch. gén. de méd.*, 1861), par M. Bourdon, avec autopsie, nous trouvons les altérations suivantes du nerf de la troisième paire : « les deux moteurs communs offraient une modification remarquable dans leur aspect; ils étaient passés à l'état de cordons grisâtres, et réduits environ à la moitié de leur volume; ils se sont cassés en quelque sorte spontanément quand on a cherché par de légères tractions à dégager le cerveau de la boîte crânienne. »

M. Topinard (1) cite également plusieurs faits analogues, et dans ces cas « l'un des nerfs moteurs oculaires communs était aplati, diminué de volume, mais pas gris », ou bien « l'origine et la *trace* de la troisième paire sont gonflés, durs, d'un aspect jaunâtre, semi-transparents et convertis en un tissu ne renfermant presque pas de traces de tubes nerveux. »

Dans ces cas, on trouve une sclérose, non plus comme celle citée plus haut, mais une sclérose primitive avec prolifération du tissu connectif et compression des éléments nerveux, alors les tubes sont aplatis, déformés, la myéline est fragmentée et granuleuse. Cette sclérose peut être seule, ou bien au contraire accompagner une plaque semblable située sur la protubérance ou un des pédoncules.

Quant aux névromes, à la névrite, à cette observation de Legendre de tumeur fibro-plastique du moteur commun, nous ne pouvons donner des détails précis sur l'état des nerfs : *si la névrite primitive, si le névrome de la troisième paire sont un fait avéré et reconnu, si les observations sont suivies d'autopsies et d'examen microscopique*, nous devrons retrouver les altérations propres à chacune de ces lésions.

Mais là ne s'arrête pas toute l'anatomie pathologique de cette affection. Nous avons recherché un premier point intéressant : l'influence des tumeurs ou des altérations de l'encéphale sur les éléments du nerf, nous devons poursuivre plus loin notre étude et déterminer l'influence de cette atrophie du nerf sur les muscles auxquels il se rend. Ces muscles sont inactifs, leurs

(1) De l'ataxie locomotrice, et en particulier de la maladie appelée ataxie locomotrice progressive. Paris, 1864.

propriétés physiologiques ne s'accomplissent pas, ils subissent comme tous les tissus qui vivent, mais ne fonctionnent pas, une atrophie, une altération graisseuse, et en effet cette même cause qui agissait directement sur le nerf en comprimant ses éléments et en annihilant ses fonctions, va retentir sur les muscles; les fibres primitives vont s'infiltrer de graisse, disparaître par place, le périmysium ou tissu connectif chargé de réunir les faisceaux va également subir une prolifération, et nous allons avoir une sorte de sclérose secondaire du muscle lui-même. Cette atrophie peut être poussée très-loin, le muscle est alors réduit à plus de la moitié de son volume, ses éléments deviennent méconnaissables au microscope, et comme nous avons eu occasion de le dire plus haut, la cause viendrait à disparaître que dans ces conditions le muscle ne pourrait plus recouvrer ses propriétés physiologiques.

Les nerfs moteurs oculaires communs fournissent deux ordres de branches :

1° Les unes directes se rendant aux muscles de l'orbite : le rameau droit supérieur et celui du releveur de la paupière, le rameau du droit interne et du droit inférieur, enfin celui du petit oblique.

2° Les branches indirectes ou nerfs ciliaires animent les fibres musculaires intra-oculaires, c'est-à-dire le sphincter de l'iris et le muscle ciliaire.

La paralysie du nerf de la troisième paire peut porter sur la totalité ou sur quelques-unes de ses divisions; dans le premier cas elle sera *totale*, et *partielle* dans le second. Les muscles innervés par l'oculo-moteur peuvent avoir perdu complétement leur force contractile, la paralysie sera dite alors *complète;* d'autres fois au contraire leur contraction sera seulement affaiblie, et il y aura alors simple *parésie* au paralysie *incomplète*. Enfin la paralysie peut siéger sur un seul nerf ou sur les deux à la fois; elle peut par conséquent être *isolée* ou *double*.

D'autres fois enfin elle s'accompagne de la paralysie d'une ou de plusieurs branches à la fois, soit dans un seul œil, soit dans tous les deux ; dans ces cas de *paralysies complexes*, on comprend combien la symptomatologie est enveloppée de difficultés. Nous aurons donc à examiner successivement chacune des nombreuses variétés en insistant plus particulièrement sur celles qui s'observent le plus souvent, et nous ne ferons que mentionner certaines formes dont la rareté même permet de les ranger parmi les singularités pathologiques.

Nous exposons dans le tableau suivant les diverses espèces de paralysies de la troisième paire :

- Paralysie
  - simple.
    - isolée.
      - totale . . . . .
        - complète.
        - incomplète.
      - partielle.
    - double.
  - complexe.

Outre ces divisions qui paraîtront déjà nombreuses, on pourrait encore établir l'existence de certaines formes se rattachant plutôt aux conditions étiologiques : telles seraient les paralysies traumatiques, spontanées, syphilitiques, saturnines, etc. Nous aurons du reste occasion d'y revenir en traitant de la marche et du diagnostic de cette affection.

I. — Paralysies simples.

1° *Totale et complète.* — Nous commencerons d'abord par examiner le cas, du reste très-fréquent, dans lequel la paralysie du nerf oculo-moteur commun est complète et frappe toutes les branches simultanément.

Cette étude nous permettra de passer en revue tous les symptômes principaux de cette paralysie, et après les avoir successivement énumérés, nous les examinerons isolément en essayant d'analyser leur mode de production, ainsi que les particularités qu'ils peuvent présenter.

Les symptômes se divisent en signes anatomiques, physiologiques et pathologiques :

A. *Signes anatomiques.* — Lorsqu'il existe une paralysie complète de la troisième paire, le premier symptôme qui frappe l'observateur est la chute de la paupière supérieure du côté malade, l'œil se trouve ainsi complétement recouvert par la paupière supérieure abaissée, qui n'obéit plus aux ordres de la volonté.

Cette chute de la paupière supérieure ou *blépharoptose*, désignée encore sous le nom de *ptosis paralytique* ou *blépharoplégie*, est produite par la paralysie du muscle releveur, qui ne peut plus contrebalancer l'action du muscle orbiculaire animé par le nerf facial. La paupière supérieure obéit alors à l'influence exclusive de la contraction de ce muscle, qui joue le rôle d'un véritable sphincter de l'ouverture palpébrale, et tend par conséquent à rapprocher les deux paupières l'une de l'autre.

Dans quelques cas où l'œil est saillant, si le muscle occipito-frontal se contracte énergiquement, les cartilages tarses parviennent quelquefois à s'écarter un peu l'un de l'autre; mais le muscle releveur reste toujours inactif dans ce mouvement. Cependant, si ce muscle n'est pas complétement paralysé, le malade réussit à relever légèrement ce voile membraneux lorsque, fermant l'œil sain, il concentre sur l'œil malade toute l'innervation dont il peut disposer.

La peau de la paupière est lisse, sans plis et sans rougeur ; cependant, lorsque la paralysie est de date ancienne, il peut y avoir un peu d'œdème de cette partie due à la déclivité et à l'inactivité persistante.

L'action de l'orbiculaire étant conservée, on n'observe point d'épiphora.

Lorsqu'on soulève la paupière affectée avec les doigts pour l'abandonner ensuite, elle s'abaisse lentement jusqu'à ce qu'elle se trouve en contact avec l'inférieure. En saisissant un pli de la paupière abaissée entre les doigts ou entre les mors d'une pince très-légère (Desmarres), elle demeure absolument immobile. Nous aurons occasion de revenir sur ce caractère, qui sert à distinguer la blépharoplégie, ou ptosis paralytique, du ptosis simple.

Ainsi la chute de la paupière supérieure, quand elle existe, est un excellent signe de la paralysie du moteur oculaire commun, et permet de reconnaître presque à distance cette maladie.

2° *Strabisme divergent et immobilité du globe oculaire.* — Si le ptosis permet de préciser d'une façon presque certaine l'existence de la paralysie du nerf de la troisième paire, il en masque pour ainsi dire les autres symptômes, en couvrant l'œil d'un voile membraneux immobile. Pour découvrir les autres phénomènes morbides, il est donc indispensable d'examiner le globe oculaire lui-même.

Si on relève la paupière abaissée, on aperçoit la cornée transparente, entraînée en dehors par l'action du muscle droit externe, l'équilibre étant rompu entre ce muscle et son antagoniste, le droit interne paralysé.

Le globe de l'œil, obéissant à l'action exclusive du muscle abducteur de la pupille, se trouve fixé dans l'angle externe de l'orbite et reste immobile dans cette position.

On dit alors qu'il est atteint de strabisme fixe paralytique divergent.

L'immobilité de l'œil se manifeste dans toutes les directions qui correspondent aux muscles privés d'innervation; si on dit au malade de regarder soit en dedans soit en haut, il ne peut y parvenir. Le plus souvent, cependant, les efforts que fait le malade pour regarder dans les différents sens peuvent aboutir à imprimer au globe de légers mouvements de rotation, qu'il serait difficile de reconnaître si on n'avait pour le constater la précaution d'examiner les rares vaisseaux de la conjonctive scléroticale ou du tissu cellulaire sous-jacent, qui peuvent ainsi servir de point de repère. D'autres fois, au contraire, les efforts les plus énergiques du malade ne peuvent réussir qu'à produire quelques oscillations du globe qui s'arrête dans l'orbite, demeure hésitant, luttant en vain contre la force qu'il ne peut vaincre et arrivant enfin à n'exécuter que des mouvements faibles et irréguliers dus sans doute aux contractions du muscle grand oblique dont l'innervation est restée intacte. Or, on sait que le concours du grand oblique est indispensable non-seulement pour produire l'inclinaison du méridien, mais encore pour aider, dans certaines positions de l'axe optique, à la déviation en bas du centre de la cornée. C'est donc lorsqu'on invitera le malade à regarder dans cette direction que les mouvements de l'œil seront plus manifestes, car alors le grand oblique supplée en partie au défaut d'action de la troisième paire.

La divergence des deux axes optiques sera d'autant plus grande, on le comprend aisément, que l'œil sain sera porté plus en dehors, tandis qu'elle sera presque nulle lorsque le malade fixera un objet placé à quelque distance du côté affecté. L'axe de l'œil sain, en effet, tendra à se mettre presque dans un complet parallélisme avec celui du côté opposé, et dans ce cas le strabisme paraîtra nul et sera effacé.

La plupart des auteurs s'accordent à mentionner en outre la saillie légère du globe oculaire, due à la liberté d'action du grand oblique, qui tend à entraîner l'œil hors de l'orbite ainsi qu'au relâchement des trois muscles qui, à l'état normal, servent à retenir l'œil dans la cavité orbitaire (Francès). Sans nier la possibilité du fait, nous devons avouer ne l'avoir jamais remarqué sur plusieurs malades que nous avons observés dans les hôpitaux.

Un autre symptôme, dont nous mettrons encore plus en doute l'existence, en nous appuyant d'une part sur l'autorité de MM. Denonvilliers et Gosselin, et d'autre part sur les résultats des recherches physiologiques récentes, nous voulons parler des prétendus mouvements de rotation de l'œil autour de son axe antéro-postérieur, qui se trouverait ainsi dirigé de bas en haut et de dehors en dedans et qui serait inhabile à exécuter des mouvements de rotation de dehors en dedans et de haut en bas sur le même axe. Cette déviation de l'œil sur son axe antéro-postérieur a été attribuée à la paralysie du petit oblique, et l'on a même indiqué, pour constater ce dernier phénomène, une expérience consistant à se servir d'une petite veinule conjonctivale ou d'une de ces taches si fréquentes sur l'iris, comme d'un point de repère dont on *affirme* les changements de rapport, soit avec l'horizon, soit avec les bords libres des deux paupières; mais nous n'insisterons pas davantage sur ces points, attendu que nous avons de fortes raisons pour douter de la réalité du mouvement de rotation de l'œil dans l'état normal (*Compendium de chirurgie*, tome III, page 393).

3° *Mydriase paralytique.* — Après avoir passé en revue les symptômes anatomiques de la paralysie des muscles moteurs de l'œil, nous allons examiner ceux qui résultent de la paralysie des branches intraoculaires ou ganglionnaires. Le nerf de la troisième paire envoie, avons-nous dit, la branche motrice au ganglion ophthalmique, duquel naissent les nerfs ciliaires qui se distribuent à l'iris. Les rameaux nerveux émanant indirectement du moteur oculaire commun vont animer les fibres circulaires de l'iris. Cette branche devenant inactive par le fait de la paralysie du tronc de la troisième paire, il y a relâchement et dilatation de la pupille, par suite de l'action unique des fibres radiées de l'iris, animées par les filets du grand sympathique.

La pupille est largement ouverte, les mouvements par synergie en sont nuls, et l'iris ne peut plus se contracter sous l'influence de la lumière la plus vive et la plus subite, lors même que l'autre œil est laissé ouvert, caractère qui distingue la mydriase paralytique de la mydriase amaurotique.

Cependant l'iris n'a pas complétement perdu sa force contractile, et quoique le sphincter ne se contracte plus, la pupille n'offre pas pour cela son maximum de dilatation. On peut, en effet, agrandir encore l'ouverture pupillaire par l'instillation d'atropine dans l'œil affecté (Ruete).

Il est enfin des cas de paralysie complète du moteur oculaire commun dans lesquels la pupille conservant sa contractilité, la mydriase fait défaut.

Ces faits exceptionnels ont été interprétés d'après une disposition anatomique particulière signalée pour la première fois par Pourfour du Petit, et dans laquelle au nerf moteur oculaire commun s'adjoignait un rameau du moteur oculaire externe se rendant, avec ce dernier, au ganglion ophthalmique; ou même la racine motrice de ce ganglion provenait en totalité de la sixième paire.

Nous en avons cité nous-même quelques exemples empruntés à Müller et à M. Longet.

Dans tous les cas, ces faits doivent être considérés comme exceptionnels, et la mydriase est la règle dans les paralysies complètes de l'oculo-moteur commun.

B. Symptômes physiologiques.

1° *Troubles de la vision.* — *Diplopie.* — Ces troubles fonctionnels méritent la plus grande attention, car leur étude est aussi difficile que leur mode de production est complexe. M. Frances, dans une intéressante thèse pour le doctorat (*De la paralysie de la troisième paire*, 1854), et M. le professeur Vulpian, dans un mémoire spécial (*Concours des prix de l'internat*, 1851), ont étudié avec soin ces diverses questions dans les rapports qu'elles ont avec la paralysie des muscles de l'œil ; nous leur emprunterons une partie de leur travail, en modifiant leur description d'après les recherches récentes des ophthalmologistes français et allemands, parmi lesquels nous citerons MM. Desmarres fils (1), Follin (2), Giraud-Teulon (3), E. Javal (4), Donders, Helmholtz et de Graefe.

Lorsqu'on maintient la paupière relevée, le malade voit bien de l'œil dévié, si on l'examine isolément; mais si les deux yeux sont ouverts, il voit les objets doubles (diplopie) dans toutes les directions, excepté lorsque l'œil sain se trouve dirigé du côté vers lequel l'œil malade est entraîné. La diplopie est un symptôme commun à toutes les paralysies des muscles de l'œil, mais elle offre des particularités spéciales suivant le muscle ou le groupe musculaire affecté. Aussi son étude est-elle de la plus haute importance pour le diagnostic; nous aurons donc occasion de revenir sur chacune de

(1) Thèse de doctorat; Montpellier.

(2) Leçons sur l'exploration de l'œil; 1863.

(3) Leçons sur le strabisme.

(4) Thèse de Paris.

ses modalités dans les différents chapitres qui vont suivre. Nous étudierons ici son mode de production en même temps que ses caractères particuliers dans le cas de paralysie complète de toutes les branches du nerf moteur oculaire commun.

La diplopie peut être monoculaire ou binoculaire ; dans le premier cas, elle reconnaît une foule de causes étrangères à notre sujet ; parfois elle dépend d'un trouble dans l'accommodation que nous signalerons bientôt. La diplopie binoculaire est le symptôme d'un défaut de convergence des axes optiques ; elle est par conséquent liée intimement au strabisme et présente des différences, suivant que le strabisme est convergent ou divergent. Nous n'aurons à l'étudier que dans ce dernier cas.

Pour bien saisir les caractères de la diplopie, nous croyons utile de revenir sur quelques considérations physiologiques que nous n'avons fait qu'esquisser dans la première partie de notre travail; nous allons resumer en quelques mots les résultats des recherches de Donders et de de Graefe sur les mouvements associés du globe oculaire.

Et d'abord, quelle est la position de l'axe vertical de la sphère oculaire dans les mouvements associés ? Dans les plans que Donders appelle cardinaux (horizontal et vertical), le méridien vertical de l'œil reste vertical; dans les plans obliques ou diagonaux, les deux méridiens verticaux oculaires restent parallèles, mais s'inclinent pendant l'obliquité du regard. Cela établi, nous connaissons déjà quels sont les agents des mouvements associés des deux yeux : les muscles droits externes et internes sont les agents du mouvement horizontal à droite et à gauche, puisqu'ils sont absolument dirigés dans le plan horizontal.

Les mouvements en bas et en haut sont moins simples, aucun muscle n'étant complètement dans le plan ver- : le droit supérieur, en effet, au lieu de porter la pupille directement en haut, la dirige dans un plan faisant avec l'axe vertical un angle de 20° en dedans.

Il en est de même pour le droit inférieur. — Or, les muscles obliques sont surtout destinés à combattre cette déviation, puisque nous savons que le diamètre vertical de l'œil reste vertical dans les mouvements en haut et en bas.

Les mouvements obliques ou diagonaux sont encore plus complexes : ainsi, pour regarder en haut et à gauche, il faut pour l'œil gauche contracter le droit externe, le droit supérieur, le petit oblique; pour l'œil droit, le droit interne, le droit supérieur et le petit oblique.

Le parcours des mouvements ainsi exécutés par les deux yeux n'est autre qu'une rotation autour d'un axe passant par le centre de la figure au centre optique qui se trouve ainsi le même que le centre de mouvement. — Ainsi, à cet égard, l'action des obliques est de même nature que celle des muscles droits, et la rotation autour d'un centre fixe n'était possible qu'avec ce double système de muscles.

Nous terminons là ces considérations qui ont paru peut-être déjà longues, mais qui nous ont semblé indispensables pour bien comprendre l'explication des différentes formes de diplopie.

Dans la vision normale, les axes optiques convergent vers le même point, et les images vont se peindre sur des points identiques de la rétine. Lorsqu'il y a une déviation des yeux, soit dans un sens, soit dans un autre, l'image de l'objet tombant alors sur des points différents de l'une et l'autre rétine, il en résulte deux sensations distinctes et par conséquent deux images pour un seul objet. Dans l'explication qui précéde, nous nous appuyons sur la théorie des points identiques de la rétine si bien defendue par Müller, mais qui a été énergiquement combattue dans ces derniers temps par des auteurs très-sérieux. Nous nous croyons cependant autorisé à admettre avec Wecker et Follin cette hypothèse qui explique à merveille les phénomènes que nous allons étudier.

Pour produire la diplopie, on sait qu'il suffit de placer une bougie à sa gauche, par exemple sur une table. Si alors, regardant la flamme latéralement, mais de façon cependant à la voir des deux yeux à la fois (ce dont on peut s'assurer en cachant successivement chaque œil et en constatant que chaque œil perçoit isolement l'objet lumineux) on vient à appuyer sur l'angle interne de l'œil droit, la diplopie se produit aussitôt, et l'on peut apercevoir deux flammes à la bougie, l'une à droite et l'autre à gauche. Si on cache alors l'œil gauche laissé libre avec la main, une des deux images disparaît et c'est précisément celle qui se trouve à droite. — Cette expérience, facile à reproduire, nous donne une idée assez nette de la diplopie avec images croisées, telle qu'elle se produit dans le strabisme divergent et par conséquent dans la paralysie complète du moteur oculaire commun où ce symptôme prédomine. — On comprend en effet qu'en comprimant l'angle interne de l'œil on annihile momentanément l'action du muscle droit interne, et on simule ainsi artificiellement sa paralysie.

Cherchons maintenant à entrer plus avant dans l'étude de ce phénomène.

La diplopie binoculaire est *croisée* lorsque l'image supplémentaire est située du côté opposé à l'œil qui lui donne naissance; elle est *directe* au contraire lorsque l'image supplémentaire se produit du côté de l'œil qui donne naissance à la diplopie; en même temps que les objets sont vus doubles, leur situation est appréciée diversement selon les cas par l'œil paralysé.

Supposons que nous ayons affaire à un malade atteint d'une paralysie du moteur oculaire commun gauche. Il présentera, comme nous l'avons vu, un strabisme divergent avec diplopie croisée; en effet la divergence des axes optiques des deux yeux porte en dedans la moitié interne de la concavité rétinienne; en exposant la moitié externe, l'image se peindra donc dans l'œil affecté en un point situé en dehors du pôle ou tache jaune sur la moitié externe de la rétine, et cette membrane porte extérieurement l'impression de cette image en dedans.

Si le sujet regarde en face dans tout le plan vertical et horizontalement à gauche, les deux images sont parallèles.

Ce résultat est conforme à l'expérience de Donders qui a prouvé que, dans les plans cardinaux, l'axe vertical de l'œil reste vertical; l'œil gauche caché ou agissant avec son congénère ne peut se porter en dedans, c'est-à-dire à droite. — Le strabisme divergent est en effet d'autant plus prononcé que le malade regarde plus à droite, tandis que, s'il regarde à gauche (l'œil gauche étant toujours supposé affecté) le strabisme et la diplopie tendent à disparaître; c'est pour cela que le malade incline dans ce cas sa tête à droite, de façon que les objets situés de face ne s'adressent qu'à son champ gauche de vision. Il s'oblige ainsi, par cette habitude, à ne regarder qu'à gauche.

S'il regarde à droite et en haut, les images rétiniennes s'inclinent, car l'axe vertical de l'œil sain (l'œil droit dans le cas que nous avons choisi), est devenu oblique, celui de l'œil gauche étant resté vertical, les images extérieures se renversent et comme elles sont croisées; leur partie supérieure paraît plus écartée.

Si la paralysie porte sur l'*œil droit*, l'image fausse sera toujours placée à gauche de la vraie tant que l'objet sera vu des deux yeux, et elle s'écartera d'autant plus de la vraie que l'objet se trouvera plus à gauche du malade. En continuant à éloigner l'objet dans ce sens, il arrive un moment où par le fait du strabisme externe de l'œil droit et de son immobilité, l'objet ne pourra plus être vu que de l'œil gauche; alors la diplopie cessera. Si on porte au contraire l'objet de gauche à droite, la tête restant immobile, lorsque l'axe optique de l'œil gauche viendra converger sur l'objet avec celui de l'œil droit, la diplopie latérale cessera encore, parce que les deux images impressionneront en même temps la partie centrale des deux rétines. La vue redeviendra simple, mais la diplopie reparaîtra d'après ce que nous avons dit plus haut, même dans cette position de l'objet, si on porte celui-ci un peu au-dessus ou un peu au-dessous du plan horizontal des deux yeux, le malade regardant sans lever ni baisser la tête. Dans ces cas la diplopie sera verticale, les deux images seront superposées, mais jamais parallèles entre elles, elles seront obliques (Vulpian).

Lorsque l'objet est placé en haut, l'image fausse montera au-dessus de la vraie et d'autant plus qu'on élevera davantage l'objet, jusqu'à ce qu'il ne puisse plus être vu. — Lorsque l'objet sera placé en bas, l'image fausse descendra au-dessous de la vraie. Il suffit d'un instant de réflexion pour voir que, dans tous ces cas, l'œil malade restant immobile pendant que l'œil sain se tourne en haut et en bas, il y a dans un cas strabisme inférieur de l'œil malade, dans l'autre strabisme supérieur du même œil. Supposons maintenant qu'au lieu d'une bougie allumée, on présente en face du malade, un barreau vertical, un crayon par exemple, l'image de ce crayon produira sur la rétine de l'œil malade une image qui sera oblique par rapport à l'image verticale produite sur la rétine de l'œil sain. — L'image fausse extérieure sera, par rapport à l'œil malade, oblique de haut en bas et de dehors en dedans (par suite du strabisme divergent). Si l'œil droit est paralysé, cette image extérieure sera donc oblique de haut en bas et de droite à gauche.

Nous aurons occasion de revenir sur les autres particularités que présente la diplopie dans les diverses formes de paralysie qu'il nous reste à décrire ; nous croyons avoir suffisamment insisté jusqu'ici sur la description de ce symptôme important dont l'étude approfondie est le meilleur guide pour le diagnostic souvent difficile de certaines paralysies partielles qui auraient peut-être sans cela passé ignorées. Nous verrons en effet combien la recherche de ce symptôme peut apporter de précision et d'exactitude dans l'examen des paralysies des différents muscles de l'œil.

Le malade atteint de diplopie peut en général bien distinguer l'une de l'autre les deux images, car elles diffèrent par l'intensité de leur coloration ; l'image vraie ou principale est très-colorée, tandis que l'image fausse ou complémentaire est en général pâle et confuse. — La faible intensité de cette dernière résulte d'une impression sur des points de la rétine situés à la périphérie de cette membrane, et l'on sait que les différents éléments rétiniens ont une sensibilité d'autant moindre qu'on s'éloigne davantage de la tache jaune.

Certains malades intelligents frappés de diplopie sauront bien, avec l'indication que leur fournira le médecin, déterminer la position réciproque des deux images qu'ils perçoivent. Mais la plupart cependant ne savent pas se rendre compte du rapport qu'ont entre elles les images ; nous avons observé à l'Hôtel-Dieu un malade atteint d'une paralysie incomplète qui ne savait nullement nous préciser la position respective des deux images qu'il percevait, et qui pût nous fournir les renseignements que nous lui demandions, quand nous eûmes fait usage des verres colorés. Ce moyen d'exploration, imaginé par Boehm, est aussi simple qu'ingénieux : il consiste à placer devant l'œil non devié des verres de diverses couleurs qui enlèvent à l'image principale une partie de son éclat et lui donnent une coloration spéciale, qui permet aisément de la distinguer d'avec l'image fausse ou complémentaire ; on fait ordinairement usage de verres colorés en rouge. — Ces verres ont 8 à 10 centimètres de longueur sur 4 à 5 de largeur. — Le malade doit le placer lui-même devant son œil sain et le maintenir fixe à l'aide de la main du même côté du corps, pour ne pas gêner l'œil malade avec le bras de l'autre main, qui dans le cas contraire passerait devant sa figure ; de cette manière le champ de la vision est entièrement découvert.

Le malade ayant son œil ainsi armé d'un verre rouge devra fixer la flamme d'une bougie que l'on place devant ses yeux dans une direction telle que le strabisme soit exagéré. — Après quelques secondes il parvient aisément à déterminer les deux images de la flamme, qui seront d'autant plus écartées que le strabisme sera plus accentué.

L'image que perçoit l'œil sain étant rouge, celle que perçoit l'œil malade ayant sa couleur véritable, il est facile de savoir quels rapports elles ont entre elles, en demandant au malade si l'image rouge est à droite ou à gauche de l'image naturelle. Chez le malade que nous avons observé, l'œil gauche était affecté et il rapporta l'image rouge à gauche tandis qu'il plaçait l'image réelle à droite. Ce qui prouvait bien qu'il existait chez lui une diplopie croisée.

M. Desmarres fils indique, dans sa thèse, un moyen un peu plus compliqué qui permet d'étudier la direction et la forme de la fausse image; il consiste à montrer à un malade une bougie allumée placée devant un tableau noir et à la promener en différents sens et à des points plus ou moins éloignés, après avoir tracé préalablement sur le tableau deux lignes croisées, l'une verticale et l'autre horizontale.

Nous reviendrons bientôt sur ce mode d'exploration qui offre une très-grande utilité dans les cas de paralysies limitées à un muscle, à un seul groupe musculaire.

Enfin nous verrons les avantages que l'on peut retirer de l'emploi des prismes pour le diagnostic des paralysies isolées et légères et surtout pour le traitement de la diplopie.

La recherche de la diplopie est d'autant plus importante que dans certains cas elle peut passer inaperçue; c'est ce qui arrive en effet dans quelques paralysies anciennes. — Le malade, fatigué par la vue incessante des objets doubles, s'habitue peu à peu à ne regarder qu'avec l'œil sain, de façon à rendre ainsi les images simples. — L'œil malade restant ainsi trop longtemps inactif et sa rétine n'étant plus impressionnée, perd à la longue sa sensibilité, et l'on pressent les conséquences fâcheuses qui peuvent en résulter.

Pour terminer l'étude des troubles visuels nous ajouterons que la vue est conservée au début dans l'œil devié, ainsi qu'on s'en assure en faisant regarder le malade après avoir couvert l'autre œil. Mais il n'y a que les objets éloignés qui soient vus avec netteté. Les auteurs s'accordent tous à attribuer ce phénomène à la largeur et à l'immobilité de la pupille, en s'appuyant sur ce fait qu'une carte percée d'un trou d'épingle et placée au devant de l'œil, restitue à la vision toute sa puissance; nous croyons cependant que les troubles visuels peuvent être imputés en majeure partie au défaut d'accommodation qui succède à la paralysie du muscle ciliaire que nous allons bientôt étudier.

Un phénomène que nous devons noter auparavant et qui se trouve indirectement lié à la diplopie est constitué par les vertiges que détermine la double image; M. Desmarres dit même avoir observé des malades chez lesquels la diplopie occasionnait des vomissements opiniâtres qu'on faisait cesser aussitôt qu'on cachait l'un des deux yeux sous un bandeau; — mais dans les cas où la paralysie est totale et complète, la chute de la paupière débarrasse les malades de cette diplopie et prévient les symptômes souvent très-pénibles qu'elle occasionne.

2° *Troubles de l'accommodation.*—Nous arrivons enfin à un symptôme dont l'étude a été à peu près complétement passée sous silence par la plupart des auteurs et à peine signalée par les autres.

Il offre cependant un certain attrait, tant au point de vue de la confirmation qu'il apporte aux données anatomiques et aux résultats physiologiques, qu'à l'égard des phénomènes intéressants et malheureusement encore trop peu connus auxquels il donne lieu. — Il résulte en effet de nos considérations préliminaires sur la distribution anatomique du nerf moteur oculaire commun, que celui-ci fournit une branche ganglionnaire qui va animer le muscle ciliaire et qui, suivant nous, se rendrait plus particulièrement aux fibres circulaires désignées sous le nom de muscle de Brücke. On comprend donc que la paralysie de ce rameau ciliaire devra amener une perturbation profonde dans l'appareil accommodateur. C'est en effet ce que l'examen approfondi des malades nous permet de découvrir.

L'accommodation de l'œil, pour la vision distincte aux diverses distances, est un acte complexe qui résulte de trois phénomènes se produisant simultanément et offrant entre eux une certaine connexité. Ce sont : 1° la diminution du diamètre de l'orifice pupillaire ; 2° l'augmentation dans la courbure des faces du cristallin ; 3° la convergence des axes optiques des deux yeux.

A chacun de ces actes faisant défaut ou s'exécutant irrégulièrement, se rattachent des phénomènes pathologiques spéciaux.

Or, dans la paralysie complète et totale du nerf de la troisième paire, tous ces phénomènes sont absents et doivent par conséquent entraîner une perversion complète dans l'accommodation.

En effet, nous savons déjà que la pupille est immobile et dilatée, mais outre cette mydriase, la convergence des axes optiques est détruite par le strabisme divergent qui est si manifeste dans ce cas.

Il ne reste donc plus, comme acte de l'accommodation, que l'augmentation dans la courbure des faces du cristallin. Mais ces changements de courbure ne peuvent s'accomplir que sous l'influence du muscle ciliaire, et celui-ci ne recevant plus d'excitation par suite de la paralysie du filet nerveux qui l'anime, restera donc inerte, et ne pourra pas faire subir au cristallin les modifications nécessaires à l'accomplissement des phénomènes accommodateurs.

L'accommodation se trouvera donc ainsi troublée dans tous ses actes, et nous nous étonnons qu'un fait aussi irrécusable ait échappé à l'attention de la majorité des ophthalmologistes.

Le symptôme essentiel de la paralysie de l'accommodation est le suivant : l'œil se trouve exclusivement adapté pour son point le plus éloigné de vision, et ne peut voir à toute autre distance que des images confuses. Le phénomène qui se produit ici donne naturellement lieu à des observations qui varient suivant la situation du point le plus éloigné. Ainsi, pour une réfraction normale pour laquelle le point le plus éloigné se trouve à l'infini, on ne pourra obtenir d'image nette qu'en ce point, lorsque la paralysie sera complète. Les images des objets plus rapprochés paraîtront tellement diffuses, que même de très-gros caractères d'écriture ne pourront plus être déchiffrés, et que tous les objets paraîtront comme enveloppés d'un nuage.

Un verre convexe (n° 12, par exemple), placé devant l'œil, lui donne aussitôt la faculté de reconnaître les lettres les plus déliées avec une excessive précision, mais exclusivement à une distance déterminée, la distance focale du verre. — Si l'on s'éloigne en avant ou en arrière de ce point, on obtient instantanément des images diffuses. Les rayons lumineux, venant du foyer du verre, sont en effet rendus parallèles par ce verre, et tombent par conséquent sur l'œil dans la même direction que s'ils venaient de l'infini (Liebreich).

L'emploi des verres biconvexes permet ainsi d'établir que ces troubles visuels sont la conséquence d'un défaut d'accommodation pour les objets rapprochés, qui lui-même ne peut dépendre que de l'inertie des fibres circulaires du muscle ciliaire. Ces fibres en effet ne jouent-elles pas le rôle d'un véritable sphincter analogue à celui de l'iris, et par leur contraction ne tendent-elles pas à augmenter les courbures de l'appareil cristallinien ? Ne trouvons-nous pas enfin dans ces faits pathologiques une éclatante confirmation de l'hypothèse que nous avions émise précédemment.

Les symptômes de la paralysie du muscle ciliaire varieront, on le conçoit aisément, suivant le pouvoir réfringent de l'œil, c'est-à-dire suivant que le malade sera myope ou hypermétrope.

Chez les myopes, les symptômes seront toujours moins accusés, et différeront avec le degré de la myopie. Si la paralysie du muscle ciliaire se montre chez un myope, comme la ligne de puissance réfringente est peu considérable dans son œil, et que d'autre part l'accommodation est abolie, le sujet ne pourra voir que les objets situés entre deux points assez voisins l'un de l'autre, et à une distance éloignée de l'œil, mais moindre qu'à l'œil normal.

Les hypermétropes, au contraire, sont très-vivement atteints lorsque leur accommodation est paralysée. Chez eux, en effet, la vision ne s'effectue que par des effets d'accommodation qui doivent être d'autant plus grands qu'ils regardent des objets plus rapprochés. Il en résulte donc que, lorsque l'accommodation se trouve supprimée chez eux par suite de la paralysie du nerf ciliaire, il se produira des troubles visuels bien plus prononcés que pour la même affection atteignant un œil normal ou myope. Ils sont en effet éblouis par la forte diffusion des images, et sont souvent excessivement affectés par cet état, auquel on peut cependant obvier en partie par l'emploi de lentilles convexes répondant à leur degré d'hypermétropie.

2° *Paralysie totale et incomplète.*

Dans les paralysies incomplètes affectant toutes les branches du nerf moteur oculaire commun, les symptômes sont moins nettement accusés; on constate à peu près les mêmes désordres, mais ils diffèrent des précédents par leur degré; c'est ainsi que la paupière supérieure peut être légèrement relevée par les efforts du malade, ou même ne recouvrir qu'une partie du globe oculaire. L'ouverture palpébrale, dans ce cas, est toujours moindre qu'à l'état normal.

Le strabisme divergent de l'œil malade ne se montre d'une façon manifeste que lorsque le regard du malade se porte vers un objet placé du côté de l'œil sain.

Les mouvements accomplis par l'œil dévié, lorsqu'on invite le malade à regarder en différents sens, après avoir couvert l'œil sain, ont une plus grande étendue. La pupille, en général immobile, est cependant moins dilatée et peut même dans certains cas offrir quelques mouvements, il est vrai, à peine visibles; la contractilité de l'iris peut être réveillée en partie dans les cas de paralysie légère par l'impression d'une lumière très-vive ou par l'instillation dans l'œil de quelques gouttes d'un collyre à la fève de Calabar ou à l'ésérine.

Cette paralysie est le plus souvent le prélude de la paralysie complète ; d'autres fois, au contraire, elle peut en marquer la fin : dans quelques cas plus rares enfin, elle peut être incomplète d'emblée et persister ainsi jusqu'à ce qu'un traitement approprié vienne à en amener la résolution.

3° *Paralysies partielles et complètes.*

La paralysie, bornée à un ou plusieurs des muscles de l'œil, peut être aussi complète ou incomplète : elle peut être bornée à l'une des branches de division du nerf moteur oculaire commun ou n'affecter qu'un seul muscle. Nous croyons toutefois que, dans ce dernier cas, l'altération dépend beaucoup plus d'une lésion limitée au muscle atteint que de la paralysie même du filet nerveux qui l'anime; aussi insisterons-nous plus spécialement sur la paralysie des diverses branches du nerf de la troisième paire.

Dans nos considérations anatomiques, nous avons vu que ce nerf fournissait deux branches, l'une supérieure (pour le droit supérieur et le releveur de la paupière), l'autre inférieure (destinée aux droits interne et inférieur et au petit oblique). Nous allons successivement passer en revue les symptômes qu'affectent chacune de ces deux variétés de paralysie.

A. *Paralysie de la branche supérieure.* — Dans ce cas, la paupière est abaissée et recouvre l'œil complétement; en relevant ce voile membraneux, le globe oculaire ne semble pas avoir subi de déviation : la pupille est normale et de même dimension que celle du côté opposé; l'iris conserve toute sa contractilité, mais, par un examen plus attentif, on peut remarquer certains symptômes qui auraient pu échapper à une observation trop superficielle. En effet, en cachant l'œil sain et faisant fixer au malade un objet voisin, mais un peu élevé au-dessus du plan horizontal, on remarque que l'œil affecté, pour se mettre en fixation, exécute un mouvement variable de bas en haut. Pour constater la différence de hauteur et de latéralité des yeux, il faut les masquer l'un après l'autre et avoir soin de contrôler successivement la position du centre des cornées. Le léger strabisme inférieur dont est affecté l'œil malade ne peut se percevoir aisément que dans ces conditions.

Il est aussi un autre symptôme dont la constatation exige certaines précautions préalables; nous voulons parler de la diplopie : celle-ci n'apparaît que dans certaines circonstances que nous allons rechercher. Plaçons, en effet, un verre rouge sur l'œil sain, d'après le procédé de Boehm; le malade verra l'image simple dans toutes les positions que l'objet peut prendre au-dessous du plan horizontal passant par ses yeux. Si l'objet, au contraire, est élevé et placé directement en haut, la diplopie deviendra manifeste; le malade accusera alors deux images, l'une colorée, placée directement au-dessous de l'autre. Ainsi donc, l'image appartenant à l'œil malade est située plus haut que celle de l'œil sain, ce qui tient à l'élévation plus grande de ce dernier. C'est surtout lorsque l'objet est placé en haut et en dehors que la différence de hauteur des images sera la plus grande; elle diminuera au contraire en le déplaçant en dedans, c'est-à-dire du côté malade vers le côté sain. Nous devons noter ici que les images ne sont pas tout à fait superposées l'une à l'autre; elles sont légèrement croisées, parce que l'œil malade est facilement dévié en dehors; aussi est-ce dans cette direction que l'obliquité des images est la plus manifeste.

Le malade affecté de paralysie de la branche supérieure, se présente le plus souvent dans une attitude presque caractéristique lorsque la paralysie est incomplète; la paupière alors n'étant pas complétement abaissée, il renverse sa tête en arrière pour échapper à la diplopie. Dans cette position, en effet, les objets qui l'entourent correspondent à la moitié inférieure de son champ visuel, et nous avons vu plus haut que c'est dans cette direction du regard que les images doubles font défaut.

B. *Paralysie de la branche inférieure.* — C'est en général par cette branche, que débute la paralysie de la troisième paire lorsqu'elle doit devenir complète : on comprend en effet que, dans les cas de tumeurs osseuses, par exemple, ce sont les fibres nerveuses du tronc principal qui la constituent, qui, étant les plus voisines se trouvent comprimées les premières. Dans le cas où tous les rameaux de cette branche sont atteints, voici les symptômes que nous observons :

La paupière a conservé sa mobilité; la pupille est élargie et immobile; le globe oculaire est dévié en dehors et en haut, et ne peut pas être porté dans les deux sens opposés; ce strabisme externe devient d'autant plus manifeste que le malade cherche à fixer un objet placé du côté sain; la diplopie enfin existe dans toutes les positions que peut prendre l'objet au-dessous du plan horizontal; elle est surtout très-prononcée quand le malade portera son regard en bas et en dedans, et sera presque nulle lorsqu'il voudra directement regarder en haut. La position respective des images variera avec la position même de l'objet : supposons, en effet, qu'il soit placé directement en bas ; par suite de la paralysie du muscle droit inférieur, les deux images seront superposées, celle qui appartient à l'œil malade étant située au-dessous de l'image du côté sain ; mais nous avons vu que le droit inférieur déterminait par sa contraction une légère inclinaison du méridien vertical en dehors ; celle-ci faisant défaut, il en résulte une diplopie légèrement croisée par suite de la convergence des extrémités supérieures des deux images ; nous ne pouvons ici passer successivement en revue la paralysie isolée de chacun des muscles de l'œil : les détails dans lesquels nous sommes entré au sujet de la diplopie nous permettront de résumer brièvement chacune des modificationsqui lui sont apportées par la paralysie de chacun des muscles. C'est sur ce signe que devra être fondé le diagnostic dans le cas de ces paralysies limitées ; aucun autre, en effet, ne présente de caractères distinctifs et spéciaux suivant les divers cas.

En résumé donc, pour reconnaître quel est le muscle atteint, ou se fondera sur les caractères suivants de la diplopie.

I. L'objet est placé dans un plan vertical :	*a.* en haut . . .	Superposition de l'image de l'œil malade	Paralysie du droit supérieur.
	b. en bas	Superposition de l'image de l'œil sain.	Paralysie du droit inférieur.
II. L'objet est placé dans un plan horizontal :	*a.* en dehors . .	Superposition de l'image de l'œil malade. (Images croisées.)	Paralysie du petit oblique.
	b. en dedans . .	Images croisées sans superposition.	Paralysie du droit interne

Comme description clinique des différents phénomènes que nous venons de passer en revue, nous ne croyons pas inutile de présenter ici l'observation suivante, empruntée à M. Desmarres fils, dans laquelle se trouvent résumés les divers caractères de la diplopie.

Observation XVIII.

Paralysie de la troisième paire avec complications.

« Le nommé X..., âgé de 60 ans, se présente à la clinique de M. Desmarres père, vers le mois de septembre de l'an 1860. C'est un homme de haute stature, paraissant bien conservé, aneien garde-du-corps du roi Charles X, actuellement employé aux écritures dans une maison de commerce. Il nous dit qu'il a abusé de la vie de toutes les manières; il fume beaucoup, boit et surtout a bu beaucoup d'alcool, particulièrement quand il était au service (un demi-litre d'eau-de-vie par jour). Il a été atteint de maladies vénériennes à plusieurs reprises, et actuellement les accidents tertiaires sont des plus manifestes. Au commencement de la même année, il fut tout étonné, le matin en se levant, de voir les objets doubles; effrayé, il courut à un miroir et fut tout surpris de voir son œil gauche tiré en dehors, selon son expression. Il pensa cependant que la maladie ne serait que de peu de durée et continua à vaquer à ses affaires. Comme la diplopie le gênait pour écrire, il prit l'habitude de cacher l'œil gauche avec un bandeau ; il en résulta que bientôt les deux yeux ouverts il vit simple, la rétine gauche ayant totalement perdu l'habitude de percevoir. Le malade crut donc à un simple strabisme venu subitement et ne s'inquiéta plus de son mal, lorsque deux ou trois jours avant son arrivée chez M. Desmarres père, c'est-à-dire dix mois environ après le commencement de la maladie, il lui fut subitement impossible d'ouvrir l'œil gauche, la paupière supérieure étant paralysée.

« M. Desmarres ordonna des frictions ammoniacales sur le front, des sangsues à l'anus, etc.

« Une semaine après, la paupière supérieure pouvait se mouvoir et l'œil était entièrement découvert.

« Les images étaient croisées; la diplopie existait seulement à la droite du malade et sur l'axe du corps; l'écartement des images diminuait de plus en plus lorsque l'objet était promené de droite à gauche sur le plan de l'horizon : c'était donc bien l'œil gauche qui était parlysé. Le même traitement fut commandé ; on prescrivit en outre au malade de cacher son œil sain et d'exercer son œil gauche à fonctionner, afin de ranimer la vitalité de la rétine.

« Le malade ne revint qu'au mois de janvier 1861. Dès que nous le vîmes, nous fûmes frappés de voir que les deux axes optiques étaient parallèles, nous crûmes à une grande amélioration. Nous plaçâmes le verre rouge sur l'œil droit et la bougie à droite sur le plan horizontal; les images étaient croisées et moins écartées que naguère ; au centre, elles étaient presque confondues, mais sitôt que la bougie marche de plus en plus vers la gauche, les deux images reparurent très-écartées, et cette fois homonymes. Il y avait donc strabisme divergent. Or, puisque l'objet étant à droite il y avait un strabisme divergent, le droit interne était paralysé ; par suite, pour que la bougie fût vue double à gauche, et surtout pour que les images fussent homonymes, il fallait que le muscle droit externe de l'œil gauche fût paralysé : c'est ce qui existait en réalité.

« A un mois de là environ, pendant l'intervalle duquel nous n'avons pu constater aucun changement dans l'état du malade, les deux droits supérieur et inférieur étaient paralysés, la pupille dilatée et immobile.

« L'œil était fixé dans l'orbite.

« Le malade répondait vaguement à nos questions; sa parole etait embarrassée, la mémoire des mots considérablement diminuée. Il urinait sans le vouloir; il éprouvait de la difficulté à marcher. Nous pensâmes à une tumeur s'étant développée sur la face interne des os du crâne. (*Thèse de Montpellier*, 1861.)

4° *Paralysies partielles et incomplètes.*

La paralysie peut être incomplète en même temps que partielle : dans ce cas elle semble beaucoup plutôt dépendre d'une altération du muscle que du filet nerveux ; c'est surtout dans les muscles droits supérieur et inférieur qu'elle s'observe. La paupière supérieure est alors parfaitement saine : il n'existe ni strabisme, ni mydriase, et au premier aspect, cette affection pouvait très-bien passer pour inaperçue; ce n'est qu'en ordonnant au malade de regarder des yeux simultanément dans tous les sens, que l'on pourra distinguer quelques phénomènes particuliers. Mais il faudra, suivant le conseil de M. Desmarres, examiner chaque œil séparément, tandis qu'on couvrira celui dont on n'étudiera pas les mouvements, et pour arriver à un degré de certitude rigoureuse dans le diagnostic, il faudra rechercher avec soin le sens dans lequel se fait la diplopie : on pourrait même, pour la rendre plus évidente, faire usage des verres prismatiques qui tendent à exagérer la diplopie.

5° *Paralysies doubles.*

Dans la description précédente, nous n'avons envisagé jusqu'ici que les cas où la paralysie n'affectait qu'un seul des nerfs de la troisième paire, et c'est ce qui arrive le plus fréquemment; mais il est possible que la maladie occupe les deux côtés à la fois, soit partiellement, soit en totalité ; on pourrait donc multiplier les formes et les variétés de ces doubles paralysies ; mais nous ne croyons pas qu'il soit utile d'entrer dans de plus longs détails qui nous entraîneraient à de nombreuses redites ; car les symptômes que nous avons décrits se reproduisent exactement sur un œil comme sur l'autre : ces cas, du reste, sont fort rares; nous en avons cependant rencontré un exemple rapporté dans la thèse de M. Carrève, et un second recueilli par M. Louréiro, de Lisbonne, inséré dans la *Clinique des hôpitaux des enfants,* juillet 1844.

Observation XX.

Paralysie incomplète des deux troisièmes paires de nerfs sur un enfant de six ans.

« Mlle Marie H..., six ans et demi, place Saint-Germain l'Auxerrois, 31, d'une assez bonne santé habituelle, est amenée à la Clinique le 11 novembre 1842.

« La mère de l'enfant me raconte que Marie est douée d'une grande intelligence, qu'elle est très-vive, que depuis quelque temps elle est sujette aux maux de tête, qu'elle n'a jamais saigné du nez, etc. De temps en temps, l'enfant se plaint de douleurs au cœur. Tous les hivers elle a éruption de boutons sur la tête. *Il y a quatre semaines*, la mère s'aperçut que les yeux de l'enfant étaient enflés, sans rougeur aucune. Ce gonflement disparut peu à peu vers le commencement de la troisième semaine, et fut remplacé par *la loucherie* et l'abaissement des paupières qui ont toujours augmenté depuis.

« 11 novembre. *L'œil gauche* est dévié du côté externe, et ne présente aucune rougeur. Les mouvements en haut, en bas et en dedans se font dans toute leur étendue, mais ne s'accomplissent pas du tout en dehors de l'influence de la volonté, ou du moins sont très-limités. La pupille est très-mobile, à l'état normal, la vision est bonne : la paupière supérieure est abaissée un peu au-dessous du diamètre transversal de l'œil, et se relève aussi sous l'influence de la volonté. Cet œil a été malade le premier.

« *Œil droit.* — Il sert tout seul à la vision. Le globe est sain; les mouvements sont limités en dedans; on peut arriver jusqu'au grand angle sous l'influence de la volonté; il est tourné légèrement en dehors, si on l'observe au moment où l'enfant n'y fait pas attention. Pour regarder un objet, la malade tourne obliquement la tête à gauche et regarde à droite. Les mouvements en bas sont limités aussi; il en est de même en haut. La pupille est très-peu mobile et plus largement ouverte que de l'autre côté sans qu'il y ait cependant mydriase. L'enfant voit double; la paupière supérieure est abaissée un peu moins que celle du côté gauche. Les sourcils sont retirés vers le ront par le muscle occipito-frontal, la tête un peu penchée en arrière, lorsque l'enfant veut voir. L'examen des autres fonctions ne nous a rien montré; la malade se plaint seulement de quelques légers maux de tête. — Prescriptions : appliquer huit sangsues à l'anus; calomel à l'intérieur; bains de pieds salés; régime débilitant.

« Le 12. Même état. Prescription *ut suprà*.

« Le 26. La petite malade va mieux, elle ne louche pas. L'œil droit est toujours limité dans les mouvements du côté interne et inférieur. Elle voit double seulement lorsqu'elle regarde en bas. — Prescription : frictions sur le front et les tempes avec le liniment ammoniacal.

« Le 10 décembre. La guérison est complète, l'enfant n'a plus de diplopie et ses yeux se dirigent parfaitement dans tous les sens. La vision est parfaite. »

II. Paralysies complexes.

Pour terminer cette longue énumération, il nousreste à nous occuper des paralysies complexes. Nous entendons sous cette dénomination celles qui s'accompagnent de la paralysie simultanée d'un ou plusieurs autres nerfs, soit dans un seul œil, soit dans tous les deux.

Ainsi on peut rencontrer la paralysie du nerf moteur oculaire commun accompagnée de celle du moteur oculaire externe, du pathétique du même côté ou du côté opposé : dans le premier cas, tous les nerfs moteurs du même œil sont atteints, et c'est ce que certains auteurs ont appelé *opththalmoplégie*. Nous en trouvons un très-bel exemple rapporté par M. le Dr A. Cade, de Bourg-Saint-Andréol, dans le *Montpellier médical*, 1864.

Observation XXI.

Paralysie générale des nerfs moteurs oculaires.—Emploi de l'électro-magnétisme et de la strychnine.—Guérison en 25 jours par M. le Dr A. Cade, de Bourg-Saint-Andréol.

Le nommé Jourdan reçut fin février, sur l'œil gauche, un rude coup de fleuret démoucheté. Il tomba comme foudroyé, et malgré tous les soins empressés, ne revint de son évanouissement qu'au bout d'un quart d'heure, mais sans pouvoir se servir de l'œil atteint. L'application de quelques sangsues, dans le voisinage de l'orbite, n'amena aucune amélioration.

Le 20 mars (vingt-cinq jours après l'accident), M. Cade constatait ce qui suit :

« Chute complète de la paupière supérieure gauche, pendante au devant du globe oculaire et ne pouvant être relevée par aucun effort volontaire. Le sourcil gauche dépasse de 1 centimètre le niveau de son congénère, entraîné qu'il est en haut par les contractions du muscle occipito-frontal, quand celui-ci veut suppléer à l'action de l'élévateur de la paupière. Les paupières étant entr'ouvertes avec le doigt, on voit le globe oculaire fixe et immobile dans son orbite, comme celui d'une statue de marbre, tandis que l'œil sain, obéissant aux ordres de la volonté, exécute les mouvements en tous sens, en haut, en bas, latéralement, aux divers points de rotation. La pupille est largement dilatée et ne se contracte nullement, pas même sous l'influence d'une transmission brusque de l'obscurité à une éclatante lumière. Vision confuse et nébuleuse, devenant plus nette et plus claire par la perception de l'objet à travers le pertuis d'une carte percée par une épingle. Diplopie bioculaire, cessant, soit par l'effet de l'occlusion d'un œil, soit lorsque l'œil sain, fixant en face dans le sens de l'œil malade, parvient à reconstituer le parallélisme des axes visuels, que détruit le plus léger de ses mouvements. Les deux images sont perçues sur le même plan, mais superposées à deux centres, l'un au-dessus de l'autre.

La sensibilité de l'organe et de ses annexes est intégralement conservée.

L'examen à l'ophthalmoscope ne dévoile aucune lésion organique des membranes profondes, ni des milieux transparents. La pupille du nerf optique a sa blancheur rosée normale. La légère confusion de la vision ne tient par conséquent qu'à un défaut d'accommodation.

Il existait par conséquent une paralysie des nerfs de la troisième, quatrième, cinquième paire. Comment expliquer que l'action traumatique d'un coup de fleuret sur l'œil se soit portée exclusivement sur les nerfs? »

M. Cade hasarde l'explication suivante :

« La commotion cérébrale produite par la violence du coup paraît s'être concentrée exclusivement sur la colonne antérieure de la moelle allongée, d'où naissent les trois nerfs moteurs oculaires, tandis que la colonne postérieure donnant organe au nerf de la cinquième paire, aura été épargnée.

« Comme il n'existait aucun indice d'une lésion inflammatoire du globe de l'œil, M. Cade procéda, sans tarder, à l'électrisation. Au bout d'un quart d'heure déjà, la paupière se relevait un peu et la pupille se contractait légèrement. Les séances furent répétées quotidiennement avec l'extra-courant pendant huit jours, puis avec le courant induit pendant huit jours.

Pour compléter le traitement, M. Cade eut recours à l'application simultanée de la strychnine, par la méthode endermique et du courant : au bout de neuf séances semblables, la guérison était complète. (*Montpellier médical*, 1864.)

Nous trouvons encore un exemple de paralysie simultanée des trois paires motrices de l'œil dans le *Compendium de chirurgie* (page 397, t. III). Dans ce cas, comme dans le précédent, l'affection était de cause traumatique. Les syptômes sont les suivants : prolapsus de la paupière supérieure, immobilité complète de l'œil, diplopie toutes les fois que la paupière étant relevée, on présente au malade un objet de côté, dilatation et immobilité de la pupille.

La paralysie simultanée des cinquième et sixième paires offre assez d'analogie avec la précédente : elle en diffère en ce que le grand oblique ayant conservé ses fonctions, l'œil jouit encore de quelques mouvements oscillatoires, et est attiré légèrement en avant et le déplacement est désigné sous le nom d'*ophthalmoptose.*

Nous en avons trouvé quelques exemples parmi lesquels s'en trouve un publié par M. Rayer dans l'*Annuaire de thérapeutique*, tome VI, p. 90.

OBSERVATION XXII.

Exorbitisme.— Paralysie de la troisième et de la sixième paires.— Céphaliée.—Guérison.

Homme de 30 ans, pâle et anémique, a eu, il y a cinq ans, une uréthrite et des chancres, traités par un charlatan. Depuis quelques mois, céphalée intense à gauche, s'exaspérant la nuit; depuis quelques jours, amblyopie, chute de la paupière supérieure, immobilité du globe de l'œil, exorbitisme, diplopie quand on relève la paupière (pilules de Sédillot). Au bout de quinze jours, la guérison est à peu près complète. On continue les mercuriaux..

Il existe bien d'autres combinaisons, mais elles sont trop rares et trop irrégulières pour mériter de nous arrêter longtemps ici; mentionnons cependant la coexistence assez fréquente de la paralysie avec l'amaurose : dans ces cas, le plus souvent, l'affection dépend d'une altération du pédoncule cérébral correspondant; d'autres fois, cependant, elle peut être consécutive à une cause traumatique; tel est le cas cité par Fleury, de Clermont, que nous avons déjà précédemment relaté.

M. de Beauvais a communiqué, en 1845, à la Société anatomique une observation de tumeur du pédoncule cérébral ayant amené cette double paralysie. Voici un cas :

Observation XXIII.

« Un enfant de 10 ans est entré, sept mois avant sa mort, dans le service de Baudelocque. Il survint une paralysie de la paupière supérieure gauche et du même côté un trouble de la vue qui finit par devenir une amaurose. A cet état s'ajoutait un peu de faiblesse dans les mouvements du côté droit, surtout du bras; la sensibilité générale était intacte. Sur la fin de la vie, il y a eu aussi un peu de gêne dans l'expulsion des matières fécales, puis de l'agitation, du délire; paralysie complète du côté droit du corps. » (Thèse de Galezowski, cas emprnnté aux *Bulletins de la Société anatomique,* 1846, et recueilli par M. Hérard).

Enfin, la paralysie du moteur oculaire commun peut s'accompagner de paralysie faciale et d'hémiplégie : elle peut siéger, tantôt du même côté que l'hémiplégie, tantôt du côté opposé. M. le professeur A. Gubler, dans son excellent mémoire sur les paralysies alternes (Paris, 1859, p. 25), a cité des exemples, et M. A. Foville fils a présenté une étude intéressante sur cette variété de paralysie (*Bulletins de la Société anatomique*, 1858, 2e série, t. III, p. 393-405). On peut encore en trouver des exemples dans les nombreuses observations consignées par M. Prévost (*Thèse de Paris*, 1868). Nous ne croyons pas pouvoir mieux résumer les caractères de cette forme morbide qu'en reproduisant le fait suivant rapporté par M. Lucas-Championnière (*Journal de médecine et de chirurgie pratiques*, 1851, p. 51).

Observation XXIV.

Hémiplégie. — Paralysie du nerf moteur oculaire commun. — Paraplégie. — Anesthésie. — Guérison.

Un boulanger, âgé de cinquante-quatre ans, il y a cinq ans, eut un chancre qui dura deux mois. Ensuite, céphalées nocturnes atroces, éruption accompagnée d'aphonie, ulcérations dans l'intérieur de la gorge (proto-iodure de mercure, 1 pilule de 0,05 par jour). Deux à trois mois de ce traitement mirent fin aux accidents, mais quatre mois après survint une paralysie de la jambe avec affaiblissement de tout le côté correspondant. Puis, au bout de quelques jours, le malade, en se réveillant, est pris de paralysie du nerf moteur oculaire comme du même côté. On revient aux mercuriaux combinés avec l'électricité. Une première séance relève la paupière, la seconde achève la guérison. On substitue l'iodure de potassium au proto-iodure de mercure et en peu de temps le malade semble guéri. Cependant quelques accidents paraplégiques se montrent encore : on en triomphe à l'aide de l'iodure de potassium (Lucas-Championnière, observation du service de M. Sandras, *Journal de médecine et de chirurgie pratiques*, 1851, p. 51).

En résumé, nous voyons combien la paralysie du moteur oculaire commun est variée et multiple. Liée aux conditions étiologiques les plus diverses, affectant les formes les plus nombreuses et les plus différentes, présentant enfin des symptômes souvent obscurs, parfois difficiles à interpréter, cette affection ne peut pas aisément se prêter à une description générale ; aussi nous pardonnera-t-on les détails nombreux dans lesquels nous sommes entré et que nous avons crus nécessaires pour l'exposition d'un sujet aussi complexe.

MARCHE, DURÉE, TERMINAISON.

Des considérations précédentes il résulte que la marche de la maladie n'a rien de fixe, rien de régulier; tantôt brusque et rapide, tantôt passagère et fugitive, tantôt persistante et de longue durée, cette affection présente dans son cours autant de variétés que dans ces causes.

Grave et le plus souvent incurable lorsqu'elle dépend d'une lésion cérébrale ou orbitaire, on la voit au contraire disparaître rapidement au bout de quelques semaines, quand elle est d'origine traumatique ou rhumatismale. Liée souvent à la syphilis, elle s'amende en même temps que l'affection qui lui a donné naissance, lorsqu'un traitement approprié est promptement dirigé contre la cause générale dont elle dépend.

Lorsque la paralysie est essentielle, sa durée est très-variable. Quelquefois, au bout de peu de jours, les symptômes s'amendent, et bientôt les accidents ont disparu; d'autres fois, au contraire, elle persiste pour ainsi dire indéfiniment, en dépit de la médication la plus énergique et la mieux entendue. Dans le premier cas, elle disparaît le plus souvent sans laisser de traces; si, au contraire, sa durée s'est prolongée outre mesure, on peut voir se produire d'importants phénomènes qui en rendent presque impossible la guérison radicale : nous voulons parler des rétractions secondaires et des contractures qui surviennent, soit dans les muscles paralysés, soit dans les muscles demeurés sains, par suite du défaut d'équilibre dans l'action de ces organes. Cet état de contracture peut persister même après le retour complet des fonctions nerveuses et occasionner alors secondairement des phénomènes analogues aux précédents, quoique de cause tout à fait opposée. Cette terminaison assez fréquente produit un strabisme spécial, désigné sous le nom de *strabisme concomitant périodique*, caractérisé par la déviation de l'œil du côté de l'antagoniste du muscle paralysé, toutes les fois que le regard est vague et indifférent, ou lorsqu'on empêche l'acte de la fixation par l'interposition d'un écran. Ce strabisme devient concomitant lorsque le muscle paralysé a recouvré sa mobilité première.

La diplopie cesse habituellement d'elle-même dans les cas de paralysie partielle ou incomplète. Cette disparition a été attribuée par certains auteurs à l'habitude que prenait le cerveau de confondre les deux images formées sur des points non identiques de la rétine; nous serions beaucoup plus disposé à croire avec Muller que ce phénomène doit être attribué à ce que la vue ne s'exerce plus avec les deux yeux, le malade prenant instinctivement l'habitude de ne regarder qu'avec son œil sain. La preuve en est dans la diplopie, que l'on peut toujours faire reparaître en engageant le malade à fixer attentivement un objet.

Lorsque la paralysie est totale ou complète, elle est accompagnée d'un cortége de symptômes tellement caractéristiques, qu'il est impossible de la méconnaître. La chute de la paupière, le strabisme divergent, la dilatation de la pupille, enfin la diplopie et l'inclinaison des images ne permettent pas de la confondre avec aucune autre affection. Il serait donc superflu d'essayer dans ce cas d'établir les bases du diagnostic; mais, lorsque la troisième paire n'est intéressée que dans une de ses branches, le diagnostic peut offrir quelques difficultés. Nous avons déjà précédemment posé des règles qui nous semblent suffisamment établies pour lever tous les doutes relativement au siége de l'affection. Mais il est certains symptômes qui pourraient être confondus avec des maladies complétement étrangères; cependant, avec un examen un peu attentif, on pourra sans peine éviter les méprises. C'est ainsi que la chute de la paupière pourrait être prise pour un ptosis par atonie ou par hypertrophie; mais les antécédents, l'existence d'une blépharite ancienne, l'œdème et la rougeur de la peau, montreront bien vite qu'on n'a pas affaire à une blépharoplégie.

L'allongement de la peau des paupières, qui se voit surtout chez les vieillards, s'accompagne de rides caractéristiques, et on peut, dans les cas douteux, recourir aux moyens que conseille M. Desmarres : en saisissant un pli de paupière abaissée entre les mors d'une pince, le releveur soulèvera la paupière dans le premier cas, tandis que, dans la blépharoplégie, ce muscle demeurera absolument immobile.

La contracture du muscle orbiculaire peut entraîner l'abaissement de la paupière, mais dans ce cas, l'affection est double et détermine des rides sur la face cutanée palpébrale qui n'existent pas dans la paralysie du releveur.

La paralysie du nerf facial pourrait au premier aspect simuler une parésie du releveur, mais outre les symptômes concomitants qui suffiraient à les différencier, la paupière, dans le cas de lésion de la septième paire, s'élève, il est vrai, moins haut qu'à l'ordinaire, mais aussi ne peut plus s'abaisser complétement.

Nous ne reviendrons pas sur le diagnostic du strabisme et de la diplopie dont nous avons fait l'étude dans le paragraphe précédent.

La mydriase peut dans certains cas de paralysie partielle constituer le seul symptôme; elle dépend alors de la paralysie de la racine motrice du ganglion ophthalmique ou des filets nerveux qui en émergent. La dilatation de la pupille peut reconnaître les causes les plus diverses : elle peut être provoquée par une irritation directe du grand sympathique, ou bien même se rencontrer dans les cas d'amaurose (l'action réflexe du nerf optique sur les nerfs ciliaires faisant alors défaut), ou bien enfin, être produite artificiellement par l'emploi de certains agents (belladone, atropine) ; nous croyons dans ce cas que le meilleur moyen pour arriver au diagnostic est d'instiller dans l'œil malade quelques gouttes d'un collyre à l'ésérine. Si en effet la pupille se contracte, on peut en conclure que le sphincter de l'iris a conservé sa contractilité; si l'ouverture pupillaire n'est pas modifiée, on doit admettre la paralysie du sphincter irien et partant la lésion de la branche ganglionnaire du moteur oculaire commun.

Un des points les plus importants et à la fois les plus difficiles dans le diagnostic de cette maladie, est de déterminer la cause qui l'a produite ; mais nous croyons avoir suffisamment insisté sur les conditions étiologiques de cette maladie pour n'avoir pas à revenir sur un pareil sujet. C'est même pour en faciliter l'étude que nous avons cru nécessaire de donner d'aussi longs dévéloppements à cette partie de notre travail.

Quant au pronostic, il est subordonné à l'étiologie et nous verrons dans le chapitre suivant les formes de la maladie qui sont les plus accessibles au traitement et celles qui lui sont rebelles. Il ne nous paraît donc pas nécessaire de présenter les considérations spéciales à chacune d'elles et d'en déterminer le degré de gravité ; car il découle naturellement des considérations précédentes et nous le préciserons plus encore dans celles qui vont suivre.

TRAITEMENT.

C'est surtout au point de vue du traitement qu'il est utile d'établir d'importantes divisions dans les diverses formes de paralysies du moteur oculaire commun. La diversité de ses causes nous indique déjà combien nos moyens thérapeutiques devront être variés, et la considération même de ces conditions étiologiques nous fait dans bien des cas prévoir leur impuissance. Le traitement doit être d'abord et avant tout dirigé contre les causes de la maladie, plutôt encore que contre la maladie elle-même, et nous verrons en effet l'importance et l'utilité de remplir cette première indication causale.

1° *Traitement de la cause.* — Nous ne devons nous attaquer à la cause de la paralysie qu'autant qu'elle n'échappe pas à nos moyens d'action et que les antécédents et signes anamnestiques fournis par le malade ne nous permettent pas de mettre en doute sa réalité. Nous examinerons donc successivement les diverses formes de paralysies dont les conditions étiologiques sont irréfutables, et contre lesquelles la thérapeutique peut lutter avec succès.

Paralysie essentielle. — La plupart des causes que l'on trouve mentionnées dans les auteurs ne nous semblent pas mériter l'importance qu'ils y ajoutent ; d'après les nombreuses observations que nous avons recueillies, nous croyons que la paralysie idiopathique est le plus souvent liée à un refroidissement subit, à l'impression du froid et l'humidité ; cela dépend enfin d'une influence rhumatismale. C'est dans ces cas que la thérapeutique a déployé tous ses moyens d'action et nous devons reconnaître qu'ils sont presque toujours efficaces. Nous citerons comme exemple l'observation rapportée par Francès dans son excellente thèse et qui se trouve reproduite dans la *Gazette médicale* de Paris (10 mars 1858). Cette observation nous paraissant intéressante à plus d'un titre, nous la recopions textuellement.

Observation.

Paralysie rhumatismale — Guérison.

Un tisserand, âgé de 48 ans, travaillant en un lieu humide, était sujet à des douleurs erratiques, rhumatismales. Il y a quelques mois, il éprouva quelques vertiges, un peu d'affaiblissement de la vue et une diplopie très-pénible. Il reconnut que la paupière droite n'obéissait plus à sa volonté et ne se soulevait qu'à l'aide d'une contraction violente du muscle occipito-frontal. Lorsque ce malade vient trouver M. le Dr Moutard-Martin, la paralysie de la paupière était presque complète. Grâce à une application de sangsues et à trois purgatifs, la congestion cérébro-oculaire avait disparu. Le médecin résolut d'essayer le moyen par inoculation de M. Lafargue. Il prit donc 0.02 de sulfate de strychnine, qu'il réduisit en pâte molle avec une très-petite quantité d'eau. Il pratiqua avec la lancette, dont l'extrémité était chaque fois trempée dans la solution, douze inoculations autour de l'orbite, et spécialement sur le trajet du nerf sus-orbitaire. L'opération fut renouvelée six jours de suite ; dans le quatrième la paupière avait acquis un peu de mobilité, et à la fin du traitement le malade la relevait avec autant de facilité que celle du côté sain. (*Gaz. Méd. de Paris*, 1849, 10 mars.)

Nous voyons dans ce cas la guérison survenir assez rapidement à la suite de 12 inoculations de sulfate de strychnine, autour de l'orbite et sur le trajet du nerf sus-orbitaire.

M. Desmarres (1) a préconisé l'usage de la *strychnine* dans les cas de paralysies rhumatismales rebelles, mais il l'administre à l'intérieur.

Voici les prescriptions qu'il ordonne dans cette forme de maladie, et dont il assure avoir obtenu d'excellents effets.

Au début, les malades devront faire usage de liniments sous forme de vapeurs et de frictions répétées autour de l'orbite avec :

N° 1. Alcoolat de lavande........ 20 gr.
Alcoolat de romarin........ 20
Baume de Fioravanti........ 10
M. S. A.

Si les phénomènes paralytiques persistent, on emploiera le liniment suivant :

N° 2. Alcool.................... 50 gr.
Ammoniaque liquide....... 1 à 2 gr.

Enfin, si ces moyens sont insuffisants, M. Desmarres prescrit :

1° Matin et soir, une pilule ainsi composée :
Strychnine............ 0,10 gr.
Conserve de roses...... 2
Divisez en 24 pilules.

(1) Journal de méd. et de chir. pratiques; t. XXI, 2e série, p. 81. 1860.

2° Matin et soir, une friction sur le front et autour de l'orbite avec une cuillerée à café de la solution suivante :

Alcoolat de romarin...... 50 gr.
Strychnine.............. 305

Puis on aura recours dans les cas rebelles aux vésicatoires simples, à la pommade ammoniacale, et enfin à l'électricité localisée.

Nous avons reproduit textuellement ce traitement, non-seulement à cause de l'autorité de son auteur en pareille matière, mais encore parce qu'il nous a paru retracer assez fidèlement les différents moyens qui peuvent être employés dans ces cas.

Il en est d'autres cependant qui réclament pour ainsi dire des moyens spéciaux. Tel est celui que rapporte Deval, dans lequel la guérison d'une paralysie de la troisième paire fut obtenue en trois jours par le sulfate de quinine.

Observation.

Paralysie de la troisième paire.— Névralgie intercostale de la cinquième paire. — Guérison en trois jours par le sulfate de strychnine.

« Le 5 mars 1855, j'ai été consulté par Mlle Brunet, atteinte depuis deux mois d'une paralysie complète de la troisième paire droite. Des maux de tête violents en avaient précédé l'invasion. J'eus vainement recours aux anti-congestifs de toute sorte, quand survint tout à coup une névralgie intermittente de la cinquième paire du même côté. Les crises étaient quotidiennes et duraient deux, trois heures. Les pilules de sulfate de quinine, d'extrait d'opium et d'extrait de valériane en triomphèrent au bout de *trois jours*. L'amendement des phénomènes paralytiques ne tarda pas dès lors à se faire sentir, et quelques semaines après la guérison était complète. » (Deval, *Traité des maladies des yeux* t. II.).

Nous citerons en outre un autre exemple de paralysie du moteur oculaire commun dont la cause nous paraît incertaine et dont la guérison fut obtenue après l'administration de pilules d'Anderson, de pédiluves sinapisés joints au repos de l'œil malade et à des frictions sur la région sus-orbitaire avec la teinture de noix vomique étendue d'alcoolat de lavande (parties égales) : nous l'empruntons encore textuellement à Chavannes dans les *Archives d'ophthalmologie*, t. IV, p. 72.

Observation.

Signes généraux de fièvre typhoïde. — Puis paralysie de la troisième paire. — Guérison par les pilules d'Anderson, etc.

« Le 17 juin 1853, M. T... vient me consulter ; 26 ans, tempérament lymphatico-sanguin ; ayant toujours eu bonne santé, mais une jeunesse très-orageuse. Marié depuis quelques mois, il a des habitudes plus rangées.

« Depuis trois ou quatre jours, il éprouve dans la tête, surtout dans la partie antéro-latérale droite, des douleurs très-vives, qui ne s'étendent pas à la face et sont continues ; il a perdu l'appétit, a de fréquentes envies de vomir, mais pas de constipation, pas de soif; le visage exprime l'abattement et la souffance. Le moindre bruit est fatigant, la vue est pénible ; les yeux ne sont pas injectés, les pupilles sont un peu contractées. La droite est moins mobile ; la peau n'est pas chaude et le pouls est presque normal (56 pulsations); la langue est blanche, non pâteuse, il n'y a pas de sensation d'amertume à la bouche. L'haleine n'offre rien de particulier ; soupirs fréquents, absence de sommeil.

« Je prescris 14 sangsues à la marge de l'anus, pédiluves sinapisés, orangeades, diète, repos, et, pour le lendemain matin, une bouteille de Sedlitz.

« Le 18, M. T... est mieux ; cependant les douleurs persistent ; elles sont limitées à la région sus-orbitaire droite et moins contenues, elles ont pris un caractère névralgique. L'appétit se fait sentir (2 pilules de Méglin le matin, 1 pilule d'Anderson le soir ; potage, œufs).

« Même état pendant les trois jours qui suivent. Le 21, tous les symptômes de l'hyperémie encéphalique reparaissent et, le lendemain, je vois le malade en consultation avec MM. les Drs Brachet et Subit. Nous trouvons M. T .. dans l'état où je l'ai décrit plus haut ; le pouls est plus lent (48 pulsations), sans résistance ; l'abattement plus considérable, sans hébétude ; mêmes caractères des douleurs, d'après l'opinion émise par un des médecins consultants, que c'était le début d'une fièvre typhoïde (un certain nombre de cas s'étaient présentés peu de temps auparavant), et bien que cette opinion ne fût pas partagée, considérant la mollesse du pouls, plutôt que sa lenteur, on crut devoir abandonner les émissions sanguines et insister sur les dérivatifs intestinaux au moyen de purgatifs salins que ne contre-indiquait en rien l'état des voies digestives. Le malade prendra donc chaque jour une bouteille d'eau de Sedlitz ; en même temps, sinapismes aux membres inférieurs ; compresses éthérées sur le front, boissons acidulées, potions éthérées.

« M. le Dr Subit, parent du malade, continue à le voir avec moi.

Pendant les cinq jours qui suivent, on emploie en outre la crême de tartre soluble (10 gr. par litre de bouillon de veau ou d'herbes), des lavements purgatifs (60 gr. de vin émétique), l'alcoolature d'aconit (1 gr. en potion), du coton saupoudré d'hydrochlorate d'ammoniaque et de chaux aux membres inférieurs ; peu d'amélioration se manifeste dans l'état de M. T...

« Le 28 juin, j'arrive auprès du malade, et mon confrère et moi nous constatons un gonflement considérable des deux paupières de l'œil droit avec coloration bleue, noirâtre. Le malade ne s'étant donné aucun coup, nous nous contentâmes d'appliquer sur les paupières des compresses imbibées d'une solution froide d'acétate de plomb.

« Deux jours après, la tuméfaction, quoique diminuée, existait encore et nous permettait à peine l'écartement des paupières.

« Le troisième jour, nous avons constaté, à notre grande surprise, un *strabisme externe et supérieur*. L'œil droit semble proéminent. Ayant pensé tout d'abord à un épanchement sanguin au fond de la cavité orbitaire, nous fûmes obligés de renoncer à cette idée que rien ne justifiait.

« Quelques jours après, impossibilité de relever la paupière supérieure, bien qu'il n'y eût plus de tuméfaction. Nous avons constaté alors une paralysie du releveur de cette paupière, et il n'était pas douteux que les autres signes ne fussent dus à la même cause, c'est-à-dire à une paralysie de la troisième paire.

« Le relâchement des muscles paralysés pouvait expliquer la saillie apparente de l'œil.

« Quant à la diplopie dont le malade était aussi affecté en même temps, il était facile de la concevoir avec le mécanisme incomplet de l'œil.

« Dans cet état de choses, le malade prit des pilules d'Anderson, fut soumis à des pédiluves sinapisés, et le repos de l'œil malade lui fut bsolument prescrit. Nous lui conseillâmes aussi des frictions sur la région sus-orbitaire avec la teinture de noix vomique étendue d'alcool de lavande par moitié.

« Bientôt tous les symptômes de la maladie disparurent, et la vue redevint excellente. »

Parmi les causes douteuses de paralysies de la troisième paire, nous ajouterons la suppression brusque des dartres dont nous serions fort disposés à nier l'influence, n'était l'observation de Guérin, de Lyon, rapportée par Deval qui semblerait plaider en faveur de cette étiologie banale, reproduite par la plupart des anciens auteurs.

OBSERVATION.

Suppression des dartres. — Paralysie de la troisième paire. — Emplâtres vésicaux. — Guérison.

Mme X... s'était imprudemment servie d'une pommade pour dessécher une dartre ; la pommade n'eut que trop l'effet qu'elle en attendait. A cette époque, elle fut attaquée d'un strabisme; rien ne fut plus effrayant pour elle : les objets lui paraissaient doubles, et l'un de ses deux yeux était tourné d'un côté, l'autre de l'autre. Un simple emplâtre vésicant, appliqué sur le lieu qu'occupait la dartre, y rappela l'humeur que je prévoyais s'être portée sur l'un des muscles des yeux et le strabisme disparut » (Deval, *Traité des maladies des yeux*, tome II).

D'autres fois enfin, la paralysie est liée à des phénomènes congestifs cérébraux et s'accompagne de symptômes qui permettent aisément de reconnaître sa nature.

Si par exemple il existe de la rougeur à la conjonctive, de la céphalalgie, des étourdissements, de l'engourdissement et des fourmillements dans les extrémités, et que ces phénomènes aient été bientôt suivis de l'apparition brusque et subite d'une paralysie de la troisième paire survenue chez un malade offrant toutes les apparences d'une santé robuste, d'un tempérament sanguin ou d'une constitution pléthorique, on devra dans ces cas, insister plus particulièrement sur les émissions sanguines locales et générales. Il sera utile de débuter par une ou deux saignées, des aaplications de sangsues ou de ventouses à la nuque ou derrière les apophyses mastoïdes. A ces moyens immédiats on pourra ajouter quelques purgatifs drastiques, le calomel à doses fractionnées, la diète et l'usage des pédiluves sinapisés. Mais il faut bien le reconnaître, l'hyperémie cérébrale doit le plus souvent être considérée elle-même comme un symptôme d'affections encéphaliques ou de maladies d'organes éloignés, et son existence en tant qu'entité morbide idiopathique a été récemment contestée. Quoi qu'il en soit, les moyens précédents ne devraient pas être négligés, alors que les phénomènes congestifs se rattacheraient à quelque cause morbide.

En résumé, lorsque la paralysie est idiopathique et de date récente, on pourra successivement faire usage des antiphlogistiques, purgatifs, révulsifs cutanés, altérants, sudorifiques.

M. Wecker conseille dans ces cas l'application de mouches de Milan au pourtour de l'œil affecté, et il dit avoir coutume de prescrire des transpirations quotidiennes de deux ou trois heures de durée, que l'on favorise en faisant envelopper le malade dans d'épaisses couvertures de laine.

2° *Paralysie syphilitique.* — Cette forme de paralysie est, de toutes, celle contre laquelle la thérapeutique a le plus d'action. Il nous a été donné d'en observer deux cas à quelques semaines d'intervalle dans le service de M. Maisonneuve, à l'Hôtel-Dieu, et les deux malades qui en étaient atteints ont guéri assez rapidement. L'un, couché au n° 10 de la salle Saint-Jean, quittait l'hôpital complétement guéri d'une paralysie incomplète du nerf oculo-moteur après quinze jours d'un traitement ioduré.

L'autre était une femme de 40 ans environ qui présentait une paralysie complète du nerf de la troisième paire, et qui fut soumise au même traitement pendant un mois environ.

Entrée au commencement de juin à la salle Saint-Paul, n° 24, elle sortait en juillet dans un état d'amélioration des plus manifestes.

La paralysie syphilitique des nerfs moteurs oculaires communs se rapportant tantôt aux symptômes tertiaires, tantôt aux accidents secondaires de la syphilis constitutionnelle, doit être combattue par l'iodure de potassium à haute dose ou par un traitement mixte.

D'après M. Duchenne (de Boulogne), il peut arriver que le traitement spécifique soit insuffisant et qu'il faille recourir alors à la faradisation pour obtenir la guérison. Alors la paralysie est analogue à la paralysie traumatique des nerfs, dans laquelle on voit, après la lésion de ces nerfs par compression, par contusion, et lorsque celle-ci n'existe plus, la paralysie persister cependant et guérir ensuite par la faradisation localisée.

Il est des cas où la paralysie peut s'amender après avoir été soumise à un traitement spécifique longtemps prolongé.

Nous rapportons comme exemple l'observation consignée dans la thèse de Davidoglou (1), et communiquée par M. Panas.

(1) Davidoglou; th. de 1868. Syphilis du système nerveux.

OBSERVATION.

M. X....., âgé de 40 ans, avait depuis douze ans des accidents suspects, consistant surtout en maux de gorge répétés, en céphalées nocturnes et en éruptions vagues, mal définies. Comme traitement, il ne prit jamais de mercure, rien que de l'iodure de potassium à petite dose (1 gramme).

Il y a huit ans, il éprouva des maux de tête et vit se développer une diplopie, surtout prononcée lorsqu'il regardait en bas (paralysie de l'un des droits supérieurs, du gauche) et qui le gênait beaucoup pour marcher. Deux ans après le début de la diplopie, étant dans la rue, il eut un vertige et resta quelques instants sans connaissance. A partir de ce moment, la face se paralysa, et, dans quelque temps, sans nouveaux accidents cérébraux, les muscles droits supérieur et inférieur se paralysèrent progressivement, et même il commença par avoir de l'incontinence d'urine et des fèces.

Après l'usage infructueux de l'iodure de potassium pendant un an, à la dose de 1 gramme, le malade consulta M. Panas, dans l'état qui vient d'être décrit précédemment.

Un traitement mixte, continué pendant trois mois, amena la guérison complète ; l'amélioration ayant débuté chez ce malade une semaine après le commencement du traitement, qui a consisté :

1° En frictions mercurielles, à la dose de 4 grammes par jour ;

2° En iodure de potassium, à dose croissante jusqu'à 6 à 8 grammes par jour.

3° En pilules aloétiques comme révulsif intestinal et pour combattre la constipation dont le malade était atteint ;

4° Ventouses sèches tous les trois jours, sur la colonne vertébrale ;

5° En toniques : fer, quinquina, bains sulfureux.

6° Séton au cou et enfin massage.

Depuis un an, la guérison reste confirmée.

Malgré cela, M. Panas a jugé prudent de conseiller au malade la continuation de son traitement ioduré, pendant un mois, tous les ans, au moins dans les premiers temps.

Depuis un an la guérison reste confirmée. Malgré cela, M. Panas a jugé prudent de conseiller au malade la continuation de son traitement ioduré pendant un mois tous les ans, au moins dans les premiers temps.

3° *Paralysie saturnine.* — Nous aurions été tenté de passer presque sous silence cette forme si rare de paralysie, si on n'avait proposé pour la combattre un médicament semblable à celui qu'on dirige avec tant de fruit contre la forme précédente. Nous voulons parler de l'iodure de potassium, que le professeur Natalis Guillot dit avoir employé avec succès dans un cas de paralysie saturnine de la troisième paire. Nous ne nous arrêterons pas du reste plus longtemps sur le traitement de cette forme, dont nous avons pu à grand'peine recueillir quelques observations malheureusement trop incomplètes.

4° *Paralysie ataxique.* — En considérant combien est grave le pronostic de l'ataxie locomotrice, en réfléchissant surtout à l'opinion si nettement émise par Romberg, d'après lequel nul espoir de guérison ne luit pour ceux qui en sotn atteints : « Tous, dit-il, sont condamnés sans appel, « il semblerait qu'après un verdict aussi irrévocable porté par un juge si compétent, la thérapeutique soit complétement impuissante en présence d'une aussi terrible maladie. Il faut cependant reconnaître que la maladie n'est pas toujours mortelle; car dans ces dernières années plusieurs cas de guérison ont été publiés par des médecins dont l'authenticité et la probité scientifiques ne sauraient être mises en doute. D'un autre côté, la paralysie qui la précède quelquefois et souvent l'accompagne, ne suit pas fatalement la même marche.

Nous avons été témoin d'un fait qui semble venir à l'appui de notre manière de voir : il s'agissait d'un jeune homme de 28 ans, accusant dans ses antécédents des accidents syphilitiques primitifs et secondaires dont il avait été atteint pendant qu'il était au service militaire, et qui, deux ans après avoir quitté son régiment, présenta quelques phénomènes de paraplégie incomplète qui furent attribués à une myélite commençante. Bientôt apparurent des troubles oculaires différents dans les deux yeux; tandis que l'œil droit était atteint d'une amblyopie légère, l'œil gauche présentait tous les signes d'une paralysie du moteur oculaire commun (ptosis, mydriase, strabisme, etc...). Le malade, effrayé de l'apparition subite de ces nouveaux symptômes et de la difficulté sans cesse croissante qu'il éprouvait à coordonner les mouvements de ses membres inférieurs, accourut à Paris, où il consulta MM. Ricord et Gendrin, qui le soumirent à un traitement antisyphilitique, quoique ayant parfaitement reconnu l'existence d'une ataxie locomotrice. Après avoir fait usage pendant six semaines d'iodure de potassium à la dose de 1 gramme 50 par jour; les troubles oculaires disparurent complétement, malgré la persistance des phénomènes ataxiques. Depuis un an que nous avons pu suivre ce malade, la paralysie du nerf oculo-moteur n'a pas reparu, tandis que les autres symptômes de l'ataxie n'ont subi aucun amendement.

TRAITEMENT DE LA PARALYSIE.

Lorsque la paralysie du nerf dépend d'une cause qui échappe à tous nos moyens d'action, tels que les lésions cérébrales, tumeurs, altérations primitives ou consécutives du nerf, lorsqu'elle dure depuis quelque temps déjà et que tous les moyens indiqués précédemment sont restés inefficaces, ou devra recourir à tous les agents qui auront pour but de stimuler les muscles paralysés et de prévenir ainsi ou de retarder leur atrophie consécutive.

Nous citerons en premier lieu l'*électricité* et *l'électro-puncture.*

Si l'on cherche à ranimer directement par la faradisation la contraction des muscles de l'œil, M. Wecker recommande de ne mettre en usage, de crainte d'accidents, que des courants très-faibles. L'application des électrodes en forme de stylets fins, garnis à une extrémité de peau mouillée, ne laisse pas d'être assez désagréable pour la plupart des malades. Nous en dirons de même de l'électro-puncture préconisée par M. du Puisaye. Voici comment il conseille de procéder :

On enfonce une aiguille fine dans le muscle releveur de la paupière supérieure de l'œil malade, puis on la met en rapport avec l'un des pôles d'une machine de Clarke, des frères Breton ou de M. Duchenne, et l'on promène l'autre pôle sur les parties voisines. Magendie s'en est servi autrefois avec succès. En 1851, Gerdy à la Charité obtint une gérison par la galvano-puncture.

Dieffenbach (1) pratique des cautérisations sur la conjonctive avec le crayon de nitrate d'argent, du côté opposé à la déviation, dans le double but de stimuler le muscle paralysé et de resserrer la membrane muqueuse.

Plus récemment, Benedict de Vienne (2) a fait usage des courants continus appliqués à la galvanisation des muscles Ce mode de traitement doit être conduit avec une extrême délicatesse; mais, d'après les résultats accusés par son auteur, il est appelé à rendre de grands

(1) Deval. Gaz. des hôp., 1845.

(2) Med. chirurg. Rundschau. Wien, 1865, et Wiener, Medizinal Halle, n. 15 et 47.

services : la durée ordinaire du traitement varie de 6 à 60 jours. Dans des cas exceptionnels on n'a observé d'amélioration qu'après deux semaines de traitement pendant lesquels on avait fait, comme cela est nécessaire une séance par jour.

Lorsque l'état du malade s'améliore et que les mouvements commencent à se rétablir, il faut hâter cet heureux résultat en ajoutant aux remèdes employés une espèce de gymnastique oculaire, qui consiste à forcer le malade à regarder de l'œil paralysé des objets disposés de telle sorte qu'ils ne puissent être vus sans que l'œil n'ait été entraîné par les muscles qui commencent à recouvrer leur activité.

Enfin lorsque la paralysie est ancienne et a résisté à tous les divers modes de traitement, il peut survenir une rétractiondes muscles antagonistes que l'on corrige soit par ténotomie, soit par l'emploi des verres prismatiques.

Le traitement chirurgical ne doit jamais être mis en usage que dans les cas où la stabilité du mal est un fait acquis; et encore doit-on tenir compte de l'état du muscle primitivement paralysé car toute opération serait inutile dans le cas de paralysie persistante avec rétraction de l'antagoniste.

INDEX BIBLIOGRAPHIQUE.

1707. Maitre-Jean. Traité des maladies de l'œil et des remèdes. Troyes.
1723. Vater. Diss. qua vitiis visus duo rarissima alterum duplicati, alterum dimidiati exponuntur. Wittenb.
1746. Klankhold. Diss. de visu duplicato. Argent.
1748. Haller. Coll. Dis. pract., vol. I, n° 21.
1749. Bechellini. Lettera al signor Cocchi Vicent.
— Boerhaave. Mal des yeux. Paris.
1751. F.Hoffmann. Opera omnia physico-medica, tome III, page 291. Genève.
1753. Buchner. De visione simplici et duplici. Argent.
1767. De Saint-Yves. Nouveau traité du mal des yeux.
1772. Janin. Mém. et observ. anat. sur l'œil. Paris-Lyon.
1791. Beer. Praktische beobachtunen über augenheilkemde. Wien.
1797. Home. Philos. trans., t. IV.
1805. Journal de médecine et de chirurgie d'Édimbourg.
1813-1817. Beer. Lehre von den augenkrankreiten, 2 vol.
1816. Scarpa. Trattato delle principali malattie degli occhi. Pavia.
1818. Demours. Précis théorique et pratique du mal des yeux. Paris.
1822. Andral. Journal de physiologie, t. II, p. 103 (par. par cancer du nerf).
1828. Bigot. Journal de médecine de Bruxelles.
— F. Græfe. Und Walther's, Journal de chirurgie, etc., t. XII, p. 336. Berlin.
1831. Bright's (Of medical cases, vol. I, p. 533. Londres). Paralysie par refroidissement.
1835. Bulletin de la Société anatomique.
1836. Budd. Medical and chirurgical review, t. XXX.
— Magendie. Lancette française, 6 février.
1837. Legendre (Bulletin de la Société anatomique). Observation de cancer du nerf moteur oculaire commun.
1838. Belling's. Fives principles of medicine, p. 219. Paralysie de la troisième paire précédée de céphalalgie, traitée en vain par les antinerveux, guérie par la saignée.
— Bell. Medical Gazette London, vol. XXII, p. 181. Ep. de lymphe coagulée autour du nerf.

1839. Dieffenbacn. Heinlung des augebornen schielensmittels, Durchsschneidung des innern graden augenmuskels (Med. Zeuschrift vom Vereine fur Heilkunde in Preussen, n° 46, novembre).
1840. Szokalski. Mémoire adressé à la Société de médecine : De l'influence des muscles obliques de l'œil sur la vision et de leur paralysie.
1841. Aran. Arch. g. méd.
— Hueck. Rotation de l'œil sur son axe (A. g. méd., 3e série, t. XXII.
— Curling. Medical Gazette, vol. XXVIII, p. 16. London.
— Hunt. Ibid., p. 3.
— Holthense. Ibid., p. 152.
— Halls. Ibid., p. 306.
— Maisonneuve. Strabisme par paralysie, G. H., n° 36.
1842. Delpech. Bullet. de la Société anatomique.
1843. Ebrard. Gazette médicale, 25 février. Paris.
1844. A. Deval. Chirurgie oculaire.
— Mackenzie. Traité pratique des maladies ds yeux, tr. Richelot-Laugier. Paris.
— Lourciro (de Lisbonne). Clinique des maladies des enfants. Observation de paralysie incomplète chez un enfant de 6 ans.
— Rognetta. Traité philosoph. et clin. d'ophth. Paris.
1845. Hamilton. A. g. méd.
1846. Marchal (de Calvi). Des paralysies réflexes de la troisième paire (A. g. méd.).
— Hérard. Bulletin de la Société anatomique. (Obs. de tumeur du ped. céréb.).
— France. Arch. gén. méd., t. III, p. 77. Obs. d'anévrysme, de communicante postérieure.
1847. Carron du Villars. Guide pratique pour l'étiologie et le traitement des maladies des yeux. Paris.
— Bouvier. Arch. gén. méd. Obs. de tumeur fusiforme à l'origine du nerf de la troisième paire.
— Desmarres. Traité théorique et pratique des maladies des yeux, 2e édit., 1854-1858. Paris.
1848. Cusco. Th. Paris. Recherches sur différents points d'anatomie, de physiologie et de pathologie.
— Withe-Head. Arch. gén. méd.
— Stiebel. Arch. gén. méd., t. XXI, p. 374. Anévr. de commun. postérieure.

1849. Saint-Martin (de Niort). Bulletin général de thérapeutique. Paralysie rhumatismale de la paupière, guérie par les inoculations de strychnine.
— Croller. Gazette médicale, p. 14.
— Badin d'Hurtebise. Par. du mot. ocul. ext. Thèse.
1850. Deval. Ann. d'oculistique, t. XXIII, p. 147. Obs. de paralysie de troisième paire.
— Ch. Hare. London Journal of medicin. Paralysie par anévrysme de comm. postérieure.
— Schutzenberger. Gazette médicale de Strasbourg.
— Ricord. Clinique icon. de l'hôp. des Vénériens.
— Wills. London medical, 1850. Névrome syphilitique.
1851. Dethmotz. Arch. gén. méd.
— Lucas Championnière. Journal de médecine et de chirurgie pratiques.
— Tavignot. Gazette des hôpitaux, n° 127, p. 54.
— Donders. Annales d'oculistique, t. XXV, p. 103. Paralysie soudaine du nerf moteur oculaire.
1853. A. de Graefe. 2 cas de paral. de l'ocul. mot. Deutsche Klinik, n° 16.
— Axenfeld. Union médicale, n° 29.
— Struthers. Annales d'oculistique, t. XXIX, p. 251. Obs. de paralysie de troisième paire, suivie de remarques.
— Vulpian. Th. de doctorat.
— Marcé. Paralysie double du nerf moteur commun, Gaz. des hôp., n° 60.
1854. Struthers. Gazette médicale, p. 508.
— Francès. Paralysie de la troisième paire. Th. de Paris.
— — Archives d'ophthalmologie, t. II, p. 5.
— Axenfeld. Paralysie des muscles des deux yeux déterminée par des tubercules du cerveau. *Ann. d'Ophthalmol.*, p. 144.
— Graefe. Beitr. 3. Phys. u. Path. der schiefen. Augenmuskel, in Arch. f. ophth. B. 1, A. 1, § 1.
— Lebert. Gazette médicale, p. 114. Après réduction de luxation de l'épaule.
— Mackenzie. Pract. treat. on the diseases of the eye, 4e édit., trad. Testelin et Warlomont.
1855. Nélaton. Bulletin de la Société anatomique.
— Jobert. Gazette des hôpitaux, n° 105.
— Chavannes. Archives d'ophthalmologie, t. IV, p. 72.
— Christison. Monthly Journal of medicine.
— A. V. Graefe. Neue fälle von trochlearis læhmung, in-4, f. oph. B 1, A. 2, § 313.

1856. Denonvilliers et Gosselin. Traité théorique et pratique des maladies des yeux. Paris.

1857. Giraudet. Gazette des hôpitaux, 7 mars.

— Lacroze. Thèse Paris.

1858. Constantin Paul. Paralysie syphilitique du moteur oculaire commun. Moniteur des hôpitaux, septembre, p. 861.

— Fée. Action des solanées vireuses sur l'iris. Thèse de Strasbourg.

— Hérard. Union médicale, février.

— Foville. Bulletin de la Société anatomique, 2e série, t. III, page 293.

— O. Landry. Bulletin de la Société anatomique, 2e série, t. III, page 410.

— Alf. Graefe. Klinische anal. des motilitass torungen de auges.

1859. Schuft. Zur Lehre von der Virkung und Lœhmung der augenmuskeln. Berlin.

— Carrève. Thèse de Paris.

— Van Hordt. Id.

— Baudot. Obs. de paralysie de troisième paire syphilitique, n° 8. Union médicale.

1860. Lagneau. Maladies syphilitiques du système nerveux.

— Bauchet. Thèse d'agrégation.

— Fournier. Gazette des hôpitaux, n° 17. Paral. du nerf oculomoteur récidivant trois fois.

— Lizé. Remarque sur les différentes variétés de paralysie du nerf moteur oculaire commun. Union méd., n°s 59-60.

1861. Mesnet. Union médicale.

— Miranda. Thèse de Paris.

— Ladreit de Lacharrière. Paralysies syphilitiques. Thèse Paris.

— Duchenne (de Boulogne). De l'électricité localisée.

1862. Fano. Mémoire sur la paralysie du muscle grand oblique de l'œil. In Annales d'oculistiqne, t. XLVII, p. 6.

— Deval. Traité des maladies des yeux.

— Zambaco. Des affections nerveuses syphilitiques, p. 154. Thèse de Paris.

— Warthon Jones. Maladies des yeux, trad. par Foucher, p. 595.

— Fraser. Sur les caractères et usages thérapeutiques de la fève de Calabar. Thèse d'Edimbourg.

1863. Argyll Robertson. Fève de Calabar. Edinburgh med. Journal.

— Giraud Teulon. Leçons sur le strabisme, p. 14.

— Giraldès. Gazette hebdomadaire, p. 463 et 640.

— Léon Lefort. Id.

— Follin. Leçons sur l'expl. de l'œil, rédigée par L. Thomas. Paris.
— Meyer. Du strabisme et spécialement des conditions de succès de la strabotomie. Th. Paris.
1864. Lecorché. Du strabisme convergent et divergont au point de vue médical. Arch. gén. de méd., juillet.
— Fleury. Union médicale, n° 21. Obs. après chute sur la tempe.
— Billiod. Annales médico-psychologiques, 2e, 3e, 4e série.
— Aug. Voisin. Phénomènes oculo-pupillaires dans l'ataxie locomotrice progressive. Gazette hebdom., n° 38.
— Topinard. De l'ataxie locomotrice, et en particulier de la maladie appelée ataxie locomotrice progressive. Paris.
— Icard. Gaz. méd. de Lyon, p. 308.
— A. Desmares. Paralysie des muscles de l'œil en particulier. Thèse de Montpellier, n° 5.
— Liebreich. Art. *Accommod.* Dictionn. Jaccoud.
1865. Bénédict. Med. chirugic. Rundschau. Vienne.
Wiener medizinal Halle, nos 14 et 47.
— Szokalski. Von der electrish-gymnatischen Behandlung der augenmuskelparessen in Kl. Monatschz. § 226.
1866. Gougenheim. Thèse Paris. (Obs. publiée par Hogle (d'Oxford). British ad foreing med. chirurgical review, octobre 1865, etc.
— Achscharuman. De l'aconitine. Arch. für anat. phys. und wiss med., p. 255.
— Magne. Hygiène de la vue, 4e édit. Paris.
— Marini. Sulla paralisi dell'oculo motor commune. In Giornale d'Oftalmol. Ital. 1866, p. 65.
— Fano. Traité pratique des maladies des yeux. 2 vol.
1867. Giraud-Teulon. De l'œil. Notions sur les fonctions de la vue. Paris.
— Helmholtz. Optique physiol. trad. par Klein et Javal.
1868. Wecker. Traité des maladies des yeux, 2e édit.
— Parrot. In Arch. de physiologie.
— Th. Fraser. On the physiological action of the Calabar bean. Transactions of the royal Soc. of Edinburgh, t. XIV.
— Dubois. Étude sur quelques points de l'ataxie locomotrice progressive. Thèse de Paris.
— Al. Quillard. Étude sur l'état de la pupille dans les maladies. Thèse Paris.
— Plicque. Thèse Paris.
— Davidoglou. Thèse. Syphilis du système nerveux.

A LA MEME LIBRAIRIE

BRIGHT. — **Des tumeurs situées à la base du cerveau et des maladies organiques de l'encéphale**, traduit par le Dr HILLAIRET, brochure in-8 de 32 pages. 1861. 50 c.

BOUCHARD, ancien interne des hôpitaux. — **Des fractures de la rotule,** compliquées d'ouverture de l'articulation tibio-fémorale. De leur traitement. 1868. In-8° de 92 pages, 1868. 2 fr. 50

CAVASSE. — **De la Pneumonie interstitielle du sommet des poumons chez les vieillards.** In-8. 1 fr. 50

COLAS, ancien interne des hôpitaux. — **De la Contraction essentielle des extrémités**, et de ses rapports avec le rhumatisme. In-8, 1868. 3 fr.

COTARD (J.), ancien interne des hôpitaux de Paris. — **De l'Atrophie partielle du Cerveau.** Grand in-8, avec deux belles planches lithographiées, 1868. 3 fr.

COSTE. — **Manuel de Dissection,** ou éléments d'anatomie générale, descriptive et topographique, par le professeur E. COSTE; Paris, in-8° de 700 pages. Au lieu de 8 fr., net 1 fr. 25

COUSIN (A.), ancien interne en médecine et en chirurgie des hôpitaux, lauréat de la Faculté de Strasbourg. — **Traitement des maladies de l'oreille.** Exploration organique et fonctionnelle de l'appareil de l'ouïe; 1868. 1 vol. in-12 de 212 pages. 2 fr. 50

Trésor de l'Étudiant en médecine ou le secret des examens, seul vrai questionnaire, suivi de réponses exactes et complètes au nombre de 667 : anatomie, physiologie et histologie; 1864. 1 vol. in-32 de 168 pages. 1 fr. 25

— **Deuxième partie,** pathologie interne et externe, 920 questions et réponses; 1865. 1 vol. in-32. 1 fr. 25

DEVAL. — **Traité théorique et pratique des maladies des yeux,** par le Dr DEVAL, de la Faculté de médecine de Paris, professeur de clinique ophthalmologique, membre des Académies de médecine de Madrid, de Naples, de Marseille, de Poitiers, etc., etc.; ouvrage contenant 44 planches intercalées dans le texte, 6 planches destinées à l'appareil instrumental, 6 planches cloориées représentant les principales altérations constatables à l'ophthalmoscope, l'échelle typographique d'E. Jæger, destinée à l'épreuve de la vue. 1 beau vol. grand in-8° de 1056 pages, avec 12 pl. représentant ensemble 138 figures, dont 12 coloriées. 12 fr.

ERAM (Paul), médecin des hôpitaux. — **Considérations pratiques sur l'art des Accouchements**, comprenant en outre une étude historique sur l'état de cette science en Orient, avec les indications thérapeutiques, et les soins à donner à la femme pendant la grossesse et après l'accouchement; 1868. 1 vol. grand in-8° de 430 pages. 1 fr. 50

JULLIEN (Dr). **Étude sur la nicotine.** 1868. Grand in-8. 2 fr.

HAMY (Dr). **De l'os intermaxillaire de l'homme.** Grand in-8, avec deux belles planches lithographiées. 1868. 3 fr.

PAJOT, professeur à la Faculté de médecine de Paris. — **Tableaux complets de l'art des Accouchements,** divisés en quatre parties sur une feuille in-4° petit texte. 2 fr.

ROLLET. — **Recherches** cliniques et expérimentales sur la **Syphilis**, le **Chancre simple** et la **Blennorrhagie**, en un mot, un Traité de maladies vénériennes, contenant : Principes nouveaux d'hygiène, de médecine légale et de thérapeutique, appliqués à ces maladies; par J. ROLLET, chirurgien en chef de l'hospice de l'Antiquaille de Lyon (hôpital des vénériens). 1 beau volume de plus de 600 pages, accompagné de 20 figures, dont 10 retouchées au pinceau avec le plus grand soin. Cartonné. 8 fr.

STRAUS-DURCKEIM. — **Théologie de la nature,** par le Dr Hercule STRAUS-DURCKEIM, 3 beaux vol. in-8° de 700 à 800 pages de texte chacun, et 5 planches gravées, représentant divers sujets d'histoire naturelle. Au lieu de 22 fr., net 6 fr.

On trouve à la même librairie tous les ouvrages nouveaux neufs et d'occasion.

A. PARENT, imprimeur de la Faculté de Médecine, rue M.-le-Prince, 31.

www.ingramcontent.com/pod-product-compliance
Ingram Content Group UK Ltd.
Pitfield, Milton Keynes, MK11 3LW, UK
UKHW020916180726
13838UKWH00002B/588